健身气功新功法丛书（三）

健身气功·明目功
（成人版）

国家体育总局健身气功管理中心　编

人民体育出版社

编委会

总　序

　　随着物质文明的发展和科学技术的进步，健康的观念已发生了根本性变化，医学模式也正从生物医学向生理—心理—社会三结合的模式转变，而"人的生命是人的精神和肉体的统一"，更是成为人们普遍的共识。与之相应，健全心身、养生祛疾、提高人的生命质量，已然是健康的主要内涵，人和社会（人际关系）的和谐则为其必然的外延。近年来，注重形、气、神三位一体的健身气功越发受到人们的重视。与此同时，由于国家明确提出人民健康是民族昌盛和国家富强的重要标志，推进全民健身与全民健康深度融合发展，并积极扶持推广健身气功等民族传统体育项目，加快推动健康中国的建设，从而使得健身气功这项独具特色的养生运动近年来不仅在神州大地上如火如荼地发展着，拥有了数以百万计的练功群众，而且远播到众多国家和地区，为提升中国文化国际影响力和促进人类健康作出了积极贡献。

党的十九大指出，中国特色社会主义进入新时代，我国社会主要矛盾已经转化为人民日益增长的美好生活需要和不平衡、不充分的发展之间的矛盾。虽然健身气功近年来取得了健康快速发展，但发展不平衡、不充分的问题同样存在，要想满足人民过上美好生活的新期待，还必须提供更加丰富的健身气功产品。经过大量调查研究，我们发现当前健身气功主要练功人群为中老年人，功法锻炼以增进身心整体健康为主，尚缺乏针对青少年等群体和强调功能性的产品，严重制约着健身气功的均衡充分发展。功法是健身气功的核心产品，是创新引领健身气功事业前进的基石，也是健身气功适应新时代发展的战略支撑，因此，在继2003年和2010年分别编创推出易筋经、五禽戏、六字诀、八段锦和太极养生杖、导引养生功十二法、十二段锦、马王堆导引术、大舞9种健身气功功法后，国家体育总局健身气功管理中心再次以科研课题方式组织编创健身气功新功法。通过面向社会公开招标，经过众多专家严格评审，中国医学气功学会和上海市健身气功管理中心中标编创青少版健身气功·明目功课题，河南中医药大学中标编创成人版健身气功·明目功课题，安徽省亳州市体育局中标编创小学版、初中版和高中版校园五禽戏课题。

健身气功具有5000多年的历史和深厚的文化底蕴，是中国古人对人类健康根本问题的思考和实践，蕴含着丰硕的生命智慧和哲学思想。但是，在健身气功形成和发展过程中，不可避免地会受到当时人们的认识水平、时代条件、社会制度等方面局限性的制约和影响，也就难免会存在陈旧过时或糟粕性的东西。为确保高质量地做好功法编创工作，各课题组加强了对中国健身气功养生文化的挖掘和阐发，本着古为今用、以古鉴今的态度，坚持有鉴别的对待、有扬弃的继承，分别进行了大量的文献资料检索和广泛的交流研讨，还先后在北京、上海、河南、安徽等地举办了传统功法观摩研讨会和编创论证会，在充分吸收传统功法精髓的基础上，又结合新的实践和时代要求对功法、功理进行科学编排与阐释，使之与现实文化、当今社会的发展相通相融，努力实现健身气功养生文化的创造性转化和创新性发展。此外，我们还邀请来自多个学科、具有较高造诣的学术权威组建专家评审组，既在课题立项、中期检查和结项评审等关键环节给予严格把关，也在功法编创、效果测试等过程中提供技术指导和咨询建议，为功法成功编创发挥了重要作用。

实践经验告诉我们，新编功法必须要经受住现代科学手段、群众教学试验等方式的检验，方能实现服务于群众健康的初衷。在国家体育总局健身气功管理中心的统一策划和协调下，在有关体育行政部门、学校的积极支持下，各课题组分别在上海松江、河南郑州和安徽亳州等地进行了为期数月的功法测试和教学试验，采集了数以万计的指标数据，初步验证了新编功法的科学性、安全性、有效性和群众可接受性，为今后推广普及提供了大量有价值的科学依据。校园五禽戏（小学版、初中版、高中版）在安徽省亳州市第一中学南校区（高中部）和第九中学（小学和初中部）进行科学测试，结果显示校园五禽戏属于中等运动强度的有氧运动，青少年锻炼6个月可有效促进血液循环、改善心肺功能、提高身体素质和促进生长发育。成人版明目功选择河南中医药大学300

多名在校大学生为研究对象，经过为期90天的实验观察，发现坚持锻炼不仅能有效提高视力、缓解视疲劳、减缓或释放心理压力和改善不良心理状态，而且对提高社会适应能力作用良好。尤其值得一提的是，青少版明目功克服种种困难，最终在上海市松江叶榭学校进行了3个月的科学试验，由上海市健身气功管理中心组织上海曙光医院、上海市气功研究所和上海体育学院等单位的专家学者，通过对约200名七、八年级学生的对比测试分析，发现青少版明目功在减缓视力下降、提高眼睛调节能力、降低近视眼屈光度、削弱眼调节滞后量、改善眼部血液供应和提升传统文化认知等方面作用明显。这种由第三方客观评价青少版明目功效果的研究方式及其展现出来的明目效果，得到了来自中国科学院、中国疾病预防控制中心、中国中医科学院眼科医院和同仁医院等结项评审专家的充分肯定。这些新编功法凝聚了众多专家学者的心血和力量，是集体智慧的结晶。在此，我们由衷地感谢各课题组、专家评审组和有关支持单位付出的辛勤劳动！

这次编创新功法，既是对以往编创成功经验的继承，也有适应新时代需求的创新性发展。编创的五套新功法，呈现出新的特点：一是强调人群的针对性，或针对青少年群体，或针对成人群体，或分别针对小学、初中和高中生群体，通过细分推广人群，并编创与其群体特征相符的功法，利于增进特定群体的功法认知，满足推广群体的同质性需求和促进精准化锻炼；二是注重整体调节与局部调节相结合，在突出功法的功能性上下工夫，既强调"上工治未病"，也倡导体医融合促进，且通过科学实验取得可靠依据。健康体魄是青少年为祖国和人民服务的基本前提，是中华民族旺盛生命力的体现。我们相信，此次编创推出的新功法，定会对促进广大青少年等群体身心健康、体魄强健、意志坚强和充满活力发挥积极作用。需要说明的是，虽然此次新编功法是对传统的继承和发扬，也经过了部分群众的实践和科学试验的检测，但肯定还需在实践中不断补充和完善，敬希各位专家同仁批评和指正，以冀能为健康中国、体育强国和文化强国建设作出更大贡献，为满足广大群众在新时代过上美好生活的愿望提供更加优质的健康食粮。

目　录

第一章

功法概述

第一节　功法源流

明目文化在中国有着悠久的历史。从甲骨文时代至今，特别是近三千年来，中国古人在传统生命哲学和传统医学的理论基础之上，创造了数百种的明目功法。这些功法在中国古人的明目养生方面一直发挥着积极的作用。为了使传统的明目文化更好地服务当今社会，2013年以来，国家体育总局健身气功管理中心组织专家编创了健身气功·明目功（成人版）功法。此功法秉承传统，又融入时代，是对传统明目文化的一次升华。

一、先秦时期，明目文化的开始与哲学理论的建立

殷商到春秋战国，是明目理论和实践的初步形成时期。从这一时期的文献可以看到，当时对"目"已经有了较为深刻的认识，不仅发现了一些"目"的常见疾病，提出了治疗"疾目"的方法，还设置了专门的医疗机构。春秋战国时期的儒家和道家进一步探讨了明目与养心的关系，分别提出了"以礼明目""为腹不为目"的明目养生理论，奠

定了后期明目功的中国古代哲学理论基础。

殷商时代的先人已经非常关注明目的问题。甲骨文中的"✧"（"目"）字，就像一只大大的明亮的眼睛。眉毛的"眉"（"✧"）、脸面的"面"（"✧"）、看见的"见"（"✧"）等甲骨文中都带有一个大大的眼睛。且还为生病的眼睛专门创造了一个汉字"✧"（眚），意思是眼睛上长了一个东西（眼病）。中国最早的字典《说文解字·目部》曰："眚，目病生翳也。"除了单个的文字之外，甲骨文中还有多处眼病（"目疾"）的记载，如："贞：王其疾目。"占卜的人问："大王的眼睛会不会生病呢？"看样子大王的眼睛已经不太好了。再如，"贞，之疾目龙"。占卜的人问："这个疾病会不会让眼睛朦胧看不清呢？"可见当时的人对眼睛的重视程度。殷商时代，还处于巫医不分阶段，当时的人除了通过占卜、祝祀等主要方法达到明目效果外，还一定有相应的医疗手段和生活保养作为辅助，只是没有用文字记录下来而已。

西周到战国时期，儒道哲学家对眼睛与人心关系的研究奠定了明目功的中国哲学基础。"眼睛是心灵的窗口"的思想发端于这一时期。此时期被称为中国文化的"轴心时期"，中国生命哲学此时有了一次大爆发式的发展。社会文化从殷商时期的"崇神""敬鬼"发展到此时期的"崇礼""尚乐"。在医疗方面，成立了专门的医疗机构取代了殷商时代的巫医杂糅。明目的主要方式也从巫术变成了医术和导引按摩术。以孔孟为代表的儒家认为，眼睛和心灵是直接相连的。心中充满善良，眼睛就会明亮、美丽；心中充满邪恶，眼睛就浑浊、丑陋。欲要明眸善睐，必须有仁人之心。此外，还提出了"非礼勿视"（《论语·颜渊》）的明目原则。以老庄为代表的道家也认为眼睛和心有直接关联，认为过多使用眼睛追逐外面的世界就会引起内心的欲望，还会让眼睛看不见事物，故《老子》曰："五色令人目盲。"老庄用"为道日损"的减法作为明目之道。使用眼睛要遵循"虚其心，实其腹""为腹不为目"的原则，避免过度使用眼睛，这样才能"终日视而目不瞚"（《庄子·庚桑楚》）。用无为之心应对世界，用平静之目观看世界，才能保证眼睛可以始终看见世界的美丽，看见天地运行之大道。

二、秦汉至魏晋，明目医学理论的形成与导引实践

秦汉至魏晋，是中国传统养生文化的大繁荣时期，《黄帝内经》的出现、黄老之学的兴起、神仙方术的兴盛、道教养生术的出现都在这一时期。此时明目文化也得到了医学界、导引界的重视，其理论和实

践两方面的发展都渐趋成熟。《黄帝内经》确立了明目的医学理论框架，阐述了"目"与脏腑的关系，奠定了传统医学眼科"五轮学说"的基础；《引书》、魏晋道书则记载了明目功导引术式，标志着明目功在技术领域的逐渐丰富和成熟。

《黄帝内经》从脏腑角度阐述了明目功的医学原理。首先，阐述了眼睛与身体脏腑的关系。眼睛与五脏六腑都有关系，脏腑之气强盛，眼睛才能明亮。《灵枢·大惑论》曰："五脏六腑之精气，皆上注于目而为之精。精之窠为眼，骨之精为瞳子，筋之精为黑眼，血之精为络，其窠气之精为白眼，肌肉之精为约束……目者，心使也。心者，神之舍也，故神精乱而不转。"由此《黄帝内经》强调眼睛是"五脏六腑之精"，还指出了瞳子、白眼、黑眼等眼的几个部位，并大体说明了眼的各主要部位与各脏腑之间的关系。唐宋以后的五轮学说就发端于此。心是产生意识、心神的地方，心神乱了也会影响眼睛的视力。此是先秦时期眼与心理论的具体阐述。其次，指出了眼睛与肝脏有着最为直接的关系。认为肝"开窍於目"（《素问·金匮真言论》），所以"血归于肝，肝受血而能视"（《素问·五脏生成篇》），"肝气通于目，肝和则目能辩五色"（《灵枢·脉度篇》）。眼睛是肝脏与外界沟通的开窍之处，肝脏的功能直接影响着眼睛的功能。再者，解释了眼睛生病的原因，提出了治疗眼睛疾病的方法。不良生活习惯，过度消耗精气，使人体阴阳之气失和，是造成目疾最主要的原因；身体脏腑疾病，气血不足，是造成目疾的直接原因。故而，养成良好的生活习惯，提高自身中正之气，是"明目""养目"最重要的保证，此外还介绍了导引按摩、针灸砭石、药物治疗等具体明目的方法。

"明目"导引术式的丰富多样。目前所见最早的"明目"导引术式记载于西汉初年（约公元前186年）的《引书》中："阳见者，反昔手北而印，后雇……阳见以利目。引目痛，左目痛，右手指按内脉，左手指无颤而力引之，三而已；右如左。一曰：两手之指按两目内脉而上循之，至项，十而已。一曰：起卧而危坐，摩两手，令指热，以循两目，十而已。"双手交叉背于身后，仰身后看，这个动作有利于"明目"。搓手发热，按摩眼睛经脉直到后颈部，能够治疗眼睛疼痛。该书中没有对"明目"导引术式的功理做具体说明。魏晋时期，道教道家文化兴盛。修道之士认为眼睛是修道的一个梯子、一个门户，故而许多道士都修习"明目"之法。从当时道书中记载的"明目"方法来看，基本上涵盖后世"明目功"的所有要素，如导引、按摩、熨目、吞津、吐纳、存想、服食等。明目的方法大致可分为三大类：一是导引、按摩类。如陶弘景在《养性延命录·导引按摩篇》中记载："平旦以两掌相摩令热，熨眼三过；次又以指按目四眦，令人目明。"早起，搓手至热，熨眼三次，接着手指点按眼睛内外四眦这四个穴位。二是行气、存思类。如《六炁诀》之"嘘字诀"，"嘘属肝，肝主目，赤肿昏眩等，皆以嘘治之"（《云笈七签·诸家气法》）。三是服食、方药类。如《云笈七签·金丹》："（紫精丹）丸如梧桐子大，每日食上服之五丸，去诸风疾，明目补心。"每日服用"紫精丹"可以明目补心。

三、唐宋时期，明目理论和实践的一次大总结

隋唐宋三朝，是"明目"的大总结、大发展的时代。隋唐宋三朝政府都修过大型医书，其中对前代有关眼疾的病因、病理、诊疗和药方都进行了详细总结，"明目"功法也因此得到了系统整理。官方正式设置了导引按摩博士，导引按摩之术成为国家认定的治病养生之术，使明目功法在医疗保健方面的作用得到了充分发挥，极大促进了导引按摩的发展。

隋代太医博士巢元方的《诸病源候论》，是一部对隋代之前导引养生方法的汇编书籍。该书不仅总结了三十八种"目疾"，还分析了病理病因，并列出十一种治疗"目疾"的明目功功法。其中一条有关

近视（"不能远视"）的记载，认为近视产生的原因是肝气不足，再加上中焦痰湿阻隔，精气不能上行。《诸病源候论》还记录了一条专门治疗近视的明目功法："鸡鸣欲起，先屈左手唉盐指，以指相摩，咒曰：'西王母女，名曰益愈，赐我丹药，受之于口。'即精摩形。常鸡鸣二七着睡，除目茫茫，致其精光，彻视万里，遍见四方。咽二七唾之，以热指摩目二七，令人目不暝。"大致意思为：天刚亮之时，左手拿一口盐放在嘴里含化，搓手，并冥想口中的是明目良药，分十四次吞咽下去，再用热手掌按摩眼睛十四次。

唐代名医孙思邈的《千金方》是一部中医百科全书，其中专列眼科一项，发展了《黄帝内经》眼科脏腑病机学说，总结了眼科疾病，也记载了很多简单易行的明目方法。提出日常起居中明目、防疾的十六条禁忌，对后世明目功法的日常生活化有很大影响。北宋官修医书《太平圣惠方》发展了《黄帝内经》中的"眼轮"思想，成为后世明目功法的一个重要理论支撑。

四、明清至近代，明目功法向大众化、日常化发展

明清至近代是明目功法逐渐走向大众的时期。古代社会，由于医疗资源有限，大部分老百姓根本

没有机会就医治病，自行保养、医治成为大多普通百姓的选择。这一时期，导引养生之术除在医疗领域发挥作用外，已渐渐走到大众养生保健领域。明目功法的发展亦是如此。从明代开始，出现了很多大众养生类书籍，其中不乏各种形式的明目功法的记载。

明目功法走向大众保健。首先，在防御眼疾和近视方面起到了一定作用。这一时期对近视有了更深入的认识，从养肝扩展到养心等其他脏腑。如，明代名医徐春甫在《古今医统大全》中指出："目能近视，知其有水；不能远视，则其无火，法宜补心。"从病理方面为明目功法实践提供了支撑。其次，《修龄要旨》《遵生八笺》《老老恒言》《寿世传真》等日常养生类书籍中，记载了很多形式、简便易行的明目功法让人修习。如，明代高濂《遵生八笺》记载了"闭目冥心坐""明耳目诀""捏目四眦""摩手熨目"等日常可行的方法。清徐文弼在《寿世传真》中列出"目功"一项，较以前增加了睁眼、转眼、闭眼、闭气等方法。

民国时期，明目功法在大众保健养生方面继续发挥作用的同时，西方的眼科学进入中国主流社会，很多大学开始专门设置眼科教学，关于东西方有关眼睛的科学研究也随之展开，明目功法在疾病治疗方面的作用逐渐弱化，但在日常保健中的作用得到进一步提高。这一时期，在传统医学领域的一些知名眼科医生，如王绍棠、陈耀真等，大都推崇明目功法的保健功用。

五、新中国成立至今，"健身气功·明目功"的诞生

新中国成立以后，特别是改革开放以来，随着中国的崛起，中国传统文化也广泛传播到了世界各国。在中国传统文化复苏的大背景下，一些老中医、气功专家重新发掘、整理了一批明目功法。其中，马栩周医生的"健目功"和河南中医学院路世才教授的"增视功"有较大影响。马栩周医生是在整理其父马礼堂养气功基础上，经过对古代明目功法的深入发掘，于20世纪90年代编创而成了一套明目功法。在近三十年教学中，这套功法尤其显示出对青少儿人群良好的眼睛保健效果。增视功是路世才教授1981年整理古代明目文献时发掘整理编创的，经过几十年的实验和推广，表明这套明目功法同样对不同年龄人群的常见非传染性眼科疾病具有良好的防治效果。

为更好地承传中国传统明目文化并造福大众，2013年5月国家体育总局健身气功管理中心针对编创"明目功"面向全国各高等院校、医疗机构、科研机构和社会团体等单位公开招标。2013年7月，经过专家组评审，在十多家申报单位的遴选中，中国医学气功学会和河南中医学院中标，分别承担青少版、成人版明目功编创工作。成人版的健身气功·明目功编创工作，主要以路世才教授的增视功为基础，又经过整理研究历代的明目文献和明目功法，结合成人的身心特点，对原功法进行了升华创编。编创期间，课题组在郑州、北京等地还多次组织专家对功法进行研讨、修改、完善和定型。2014~2016年，课题组以河南中医学院300多名大学生为研究对象，对习练成人版明目功、眼保健操和空白对照组进行了试验观察，结果显示成人版明目功在增进视健康水平、提高抗视疲劳能力和改善视疲劳症状等方面具有显著作用。成人版健身气功·明目功于2016年6月正式通过专家组评审，并由此开始逐渐向国内外普及推广。

综上所述，明目功历史悠久，是中国传统养生文化的优秀遗产，是中国生命哲学的重要组成部分。从甲骨文时代至今，明目功法一直绵延流变，并从最初保护眼睛的简单思想和技术，经过传统哲学理论和传统医学理论的熏染，功法理论不断丰富，发展到成人版明目功的问世，必将能为保护现代人的眼睛健康和弘扬中国优秀的传统文化作出积极贡献。

第二节　功法特点

一、整体调节，突出明目

整体调节，主要指功法是从养护人的整个生命系统的角度来编排和设计的。首先，功法以动作、呼吸和意念三结合的形式整体调节人之精、气、神。其次，功法从整体上调节了五脏和三焦。前五式动作根据五行相生之顺序把五脏连成一个整体进行调理。第六式动作，疏通上、中、下三焦。最后，功法通过濡养五轮之精气，整体养护提升眼睛健康。

突出明目，指功法的动作、意念和呼吸都有一个围绕的核心——养精明目。首先，功法所有动作都指向滋养五轮之精气、濡养眼睛。如摩耳推掌、瞪目运睛、按压眼穴等，皆为锻炼眼睛。其次，意念和呼吸也都突出了保护眼睛之目的，如升降呼吸、开合呼吸、意守眼睛、意守劳宫等要求，其目的都是为了养精明目。

二、动静结合，练形养气

动静结合，首先是指功法习练时身体动作的外在表现。动即动作习练中表现出柔韧舒缓、节节贯穿的特点。静，是指在动作的节分之处做到安适自然、松沉稳重，特别是在动作的缓慢用力之处，从外观上看虽略有停顿之感，但内劲未断。如"虎视推掌"到动作最后一个节分点时，虽然动作好像停止了，但其内在的意、气、劲仍然相连相续。其次是指功法习练时身体与神态的相互映照。功法习练过程中，上下肢动作相互配合，前后左右动作平衡协调，行云流水之形体动作与安定静逸之神态形成动、静的映照。

练形养气，主要是指功法以动功为主，呼吸吐纳自然地融于动作之中，通过形体的导引、穴位的点按达到养气明目之效果。首先，功法六式动作的呼吸、意识都是以形体动作为主线展开的。如升降呼吸与上下伸展舒木轮的动作相应，开合呼吸与丹田开合调金轮的动作相合。其次，形体的锻炼、筋骨的牵引本身就可以滋养全身之精气。华佗曰："人体欲得劳动，但不当使极尔。动摇则谷气得消。"（《三国志·魏书·华佗传》）柔和缓慢的运动可以增强脾胃的运化，促进气血的生成，以濡养全身脏腑。练形以养气，养气以明目。

三、柔韧舒缓，易学易练

柔韧舒缓，是指功法动作整体以柔和缓慢为主，速度适宜，轻松徐缓，肢体运动舒展但不僵直，舒缓但不松懈，柔和之中含有一股内劲。如，左右引臂、虎视推掌，均以内力贯于两臂、两掌，引臂或推掌过程中，不可用猛劲用僵劲，而要柔中带刚，如有韧劲生于内。动作到位时，意到气到，动作略停，随之收回。动作柔缓之中又带有几分韧性，既能达到锻炼之目的，又不会造成关节的过度负荷。

易学易练，首先是指整套功法共六式，做一遍仅需要10分钟左右的时间。功法也不需要花费太多精力专门学习，只要一天就可基本掌握。其次是每式动作的路线都简洁清晰，动作难度不大。功法中涉及的一些穴位，如丹田、命门、劳宫、睛明等也都比较容易找到。再者是功法中的呼吸皆以自然呼吸为主，意念以意守眼睛、丹田、命门为主，都比较容易掌握。第四是功法还配有练功音乐，便于记忆和习练。平时跟随功法音乐口令词练习，无需费神，功法音乐口令词自会把习练者带到轻松、平和的练功意境中去。习练日久，即使没有口令，也会自然地进入到练功状态中。

四、操作灵活，适应广泛

主要是指学习功法、实践功法时比较灵活，可以适应各个阶层人士习练。首先，学习方式灵活。成人版明目功技术相对简单，既可以跟着老师学习，也可以跟着图书或录像自学，都能很快地掌握功法要点；且只要按照功法要点坚持练习，都能取得保护眼睛的良好效果。其次，指习练功法时，根据习练者的身体状况、时间、场地等情况，既可从头到尾整套习练功法，也可选择某一单式或多式进行习练。时间充足时，可以多做几遍，时间不足时，也可以只练其中一式，都会起到保护眼睛的作用。第三，指练功的时间和练功地点比较灵活。功法对练功的时间点没有固定要求，不论早晨、白天、晚上，皆可练习。练功地点比较灵活，在办公室、家中、学校等场所，只要环境清静、优雅，均可以练习。第四，指功法对习练者的性别、职业、民族、国别等没有特殊要求，只要喜欢，都可以习练和推广。

第三节　功理要旨

一、调理五脏为基础

眼睛虽是人的视觉器官，但与人体脏腑有着密切关系。五脏是肝、心、脾、肺、肾的总称，五脏的作用是储藏精气津液，藏而不泻，属阴属里。其中，肝开窍于目，"肝气通于目，肝和则目能辨五色矣"。

心主血脉，诸脉属目。"心神在目，发为神光，神光深居瞳神之中，才能明视万物"。脾主运化水谷，为后天之本，气血化生之源；脾气主升，能将精微物质升运于目，目得清阳之气温养，才能视物清明。肺主一身之气，气能推动血行，气血并行全身，肺气调和，五脏六腑精阳之气才能源源不断地输注于目，故目视精明。肾主精，乃生命活动的基本物质，为先天之本。《素问·脉要精微论》中指出："夫精明者，所以视物，别黑白，审长短；以长为短、以白为黑，如是则精气衰矣。"由此可见，眼之所以能明视万物、辨别颜色，有赖于五脏六腑精气的滋养，正所谓"眼乃五脏六腑之精，上注于目而为光明"。

《素问·阴阳应象大论》曰："故清阳出上窍，浊阴出下窍。"即脏腑精气中轻清精纯的部分，才能上浮于头面，充养双目，为其正常功能的发挥提供物质基础。这部分精气并非一般之精气，中医学中称为"真精"。《异授眼科·目论》中记载："真精者，乃先后二天元气所化之精汁，起于肾，施于胆，而后及瞳神也。"真精上行目中，又可化生为神水、神膏、真血上滋于目。"神水者，由三焦而发源，乃先天真一之气所化，即目上润泽之水"，"真血者，即肝中升运于目轻清之血，乃滋目经络之血也。此血非比肌肉间混浊易行之血，因其轻清上升于高而难得，故曰之真也"。

眼能够明视万物，辨别颜色，有赖于五脏六腑精气的滋养，并通过经络与脏腑以及其他组织器官保持着密切的联系，共同构成有机的整体。所以在预防和调理眼部疾患时，必须有整体的观念，全面观察、预防和调理。本功法的"伸展乾坤舒木轮"，有助于肝气的生发和疏利畅达。"左右引臂运火轮"中手指沿着手太阴肺经、手厥阴心包经、手少阴心经路线滑过，意在疏通经脉，有利于心包经、心经、肺经经气畅达，经脉畅通，平衡协调脏腑功能。脾主肌肉四肢，为后天之本，气血生化之源。"环臂转睛培土轮"通过运动肢体，加强脾主运化的功能，可以"柔筋肉而养精血"。肺主气司呼吸，朝百脉而主治节。"丹田开合调金轮"通过开合拉气，重点在调理肺气，加强肺主气司呼吸的功能。"推掌抚耳润水轮"则通过轻抚耳廓推掌向前、腰间握固及转体等系列动作，具有强肾之功能。只要五脏六腑的功能正常，自然就会提升五脏六腑之精华上住于目的成效，从根本上维护好眼睛健康的生命基石。

二、作用五轮为依据

精、气、血、津液受人体真气的推动，真气升降出入于目中不息，带动精、气、血、津液源源入目养窍。真气流畅充盈，则视觉清明；若亏滞不足，则视物不清。最能说明脏腑与眼睛之间关系的，莫过于源于《黄帝内经》的"五轮学说"。中医眼科将眼局部由外至内分为胞睑、两眦、白睛、黑睛、瞳神，分属于脾、心、肺、肝、肾五脏，命名为肉轮、血轮、气轮、风轮、水轮，总称五轮。《银海精微·五轮八廓总论》指出，"肝属木，曰风轮，在眼为乌睛（黑睛）；心属火，曰血轮，在眼为二眦；脾属土，曰肉轮，在眼为上下胞睑；肺属金，曰气轮，在眼为白仁；肾属水，曰水轮，在眼为瞳仁"。《仁斋直指方》记载："眼者五脏六腑之精华。其首尾赤眦属心，其满眼白睛属肺，其乌睛圆大属肝，其上下肉胞属脾，而中间黑暗一点如漆者，肾实主之，是属五脏，各有证应，然论其所主，则瞳与之关系重焉。"在传统气功锻炼中，应用五轮理论，配合肢体动作、呼吸、意念等要素，对眼部各轮进行自我调理刺激，可以有效地治疗眼部疾病，改善优化眼部健康。

本功法的编创和实践，均是以五轮与五脏的关系为依据，运用有针对性的动作组合，通过调理五脏而对五轮产生作用，从而达到明目的目的。眼睛的黑珠属肝，是为"风轮"，肝在五行中属木，开窍于目，"伸展乾坤"重在"舒木轮"。眼睛的内外眦属心，是为"血轮"，心在五行中属火，开窍于舌，"左右引臂"重在"运火轮"，引导心经脉气到达眼睛的内、外眦。眼胞属脾，是为"肉轮"，脾在五行中属土，开窍于口，"环臂转睛"重在"培土轮"。白睛属肺，是为"气轮"，肺在五行中属金，开窍于鼻，"丹田开合"重在"调金轮"。瞳仁属水，是为"水轮"，肾在五行中属水，开窍于耳，"推掌抚耳"重在"润水轮"。五脏之精，皆注于目，"点穴鸣鼓"重在"和五轮"。由此可见，整套功法以五轮学说为依据，运用不同方式提高各脏腑的生理功能，疏通经络，使精、气、血、津液源源不断上输于目，目得濡养而达到增视的作用。

三、柔筋养精为机制

《素问·五脏生成篇》中说："诸筋者，皆属于节。"广义的"筋"，是指除人体骨关节之外的一切软组织；狭义的"筋"，则是指人体的肌腱和韧带。筋具有连属关节、联络形体、主司运动等功能。"经筋"是中医经络学说十二正经系统的附属结构。《灵枢·经筋》记载了十二经筋的起止、循行和结聚的系统模式及其临床常见病症表现。《增演易筋洗髓内功图说》一书将十二经筋的内容收录入其第二卷，冠名以"筋络"。无论"经筋"或"筋络"，都提示人体内存在一个纵横交错遍布全身的网络性的筋系统。

精是构成人体的基本物质，也是人体生长发育以及各种功能活动的物质基础，又称精气。《素问·金匮真言论》中指出："夫精者，生之本也。"精藏之于肾，分为"先天之精"和"后天之精"。"先天之精"是禀受于父母的生殖之精，与生俱来，是构成胚胎发育的原始物质。"后天之精"是指出生以后，来源于摄入的饮食物，通过脾胃运化而生成的水谷之精气，以及脏腑生理活动中化生的精气通过代谢平衡后的物质，藏之于肾。因此，《素问·上古天真论》强调："肾者主水，受五脏六腑之精而藏之。"人体的生、长、壮、老、已的自然规律，与藏之于肾的精气盛衰有着密切的关系。

柔筋养精，就是通过"柔筋"的锻炼方法，补充人体各种功能活动所损耗的精气，维护人体健康，防止疾病发生，从而达到养生长寿的目的。明目功的"柔筋"运动，通过加强脾胃的运化功能，使源于摄入的饮食物尽快生成水谷之精气，促进气血的生成；"柔筋"运动还可以疏通经络、加强五脏六腑的生理活动，促进其化生脏腑之精气，以达到补充脏腑精气，使五脏六腑精气充盈的目的。经络是运行全身气血，联络脏腑肢节，沟通上下内外的通道。脏腑的精气充足了，就可以沿着通畅的经络，源源不断地向全身输送，再用不同的动作导引，使眼睛得到更多的濡养，达到明目的功效。如第一式"伸展乾坤舒木轮"的操作，是根据气功学意到气到的原理，通过意念引导，疏通肾、肝（间接）、心三条经络。同时，通过柔和舒缓的动作，以"柔"肝之筋，从而达到柔肝筋养精的目的。第三式"环臂转睛培土轮"的操作，重在柔和缓慢运动上肢，做环形运动，脾主肌肉四肢，除了通过手指引导运动双目之外，其上肢的环形运动，"柔脾所主的上肢之筋"而养脾之精，达到柔脾筋养精、充养双目的目的。第五式"推掌抚耳润水轮"的操作，推掌抚耳，转腰及握固动作，皆可以"柔筋"而充养肾中之精气；推掌、瞪目等动作，疏理肝气，柔筋而充养肝中之精气。以上动作协调配合，共同产生柔筋而充养肝肾效果，达到明目之目的。

现代眼科学研究发现，眼睛在近注视时，反射调节在保证近物清晰成像的同时，被牵拉的脉络膜血管也给眼部血液循环增加了一定的阻力，血流速度减慢，阻力指数升高，眼内血流量下降，内环境劣化，时间久了眼内代谢废物就会逐渐积聚而出现视觉疲劳。如得不到及时调理，就会由量变发展到质变，最终导致眼睛视力下降，甚至出现眼部疾病。"健身气功·明目功"通过柔筋养精方式疏通经络，把五脏的精气输送到眼部的同时，也加快了废物排泄的速度；通过主动的眼球运动，进行远近视物的调节，以及在眼周进行的点按、颈项部的运动等，缓解了眼睛周围肌肉的紧张状况，改善了眼部周围的微循环，增加了眼睛的血液供应，使视疲劳减轻。如第二式"伸展乾坤舒木轮"，眼球要做上下运动和远近的调节运动。第四式"环臂转睛培土轮"，眼球做360°的环绕运动，可使眼睛的内外肌肉得到充分的运动和锻炼。第六式"推掌抚耳润水轮"，是锻炼眼睛的远近视物调节。第七式"点穴鸣鼓和五轮"，是通过穴位的点按，缓解局部肌肉紧张。以上的这些操作，可以使眼部的血液循环、眼部的微环境得到改善，对保护眼睛的正常功能具有良好的促进作用。

第四节　明目效果

选取300名符合测试要求的成人观察对象，随机分成明目功组、眼保健操组和空白对照组，进行为期90天的试验观察。研究结果显示，成人版明目功既能有效提高受试者的视力、改善视疲劳、减缓和释放心理压力及改善不良心理状态，也能有效地提高受试者的社会适应能力。

一、缓解视疲劳

视疲劳又称眼疲劳综合征，是一种常见的眼科疾病，是眼或全身器质性因素与精神心理因素相互交织的一组综合征，主要表现为用眼后出现视觉障碍、眼部不适，甚至出现全身症状的症候群。视疲劳通常表现为眼部疼痛、酸胀、烧灼感、异物感、流泪、畏光、视物模糊、复视、眼睛干涩等，严重者可见头痛、恶心、呕吐等全身症状。从诱发因素看，视疲劳是多种因素共同作用所产生的，因此消除视疲劳除了要处理眼局部外，还应对患者的生活习惯、饮食、生活方式、工作量、身体锻炼等给予积极干预。试验观察选取10项评价指标，即恶心呕吐、眼睛酸胀、眼睛疼痛、流泪、异物感、眼睑痉挛、结膜充血、眩晕、头痛、视物模糊。研究结果显示，成人版明目功可显著改善受试者的视物模糊、眼睛酸胀、眼睛疼痛、眩晕等指标，改善流泪、异物感、结膜充血、头痛、恶心呕吐等作用良好。进一步研究发现，成人版明目功改善视疲劳的作用，与良性促进泪液分泌、改善泪膜稳定性、改善泪膜功能有关。主要表现为习练成人版明目功后，基础泪液分泌有增加趋势，角膜染色计分改善，眼泪膜破裂时间延长等。

衰老状况、局部细胞代谢情况、眼球屈光状态等均对泪膜的稳定性有一定影响。研究发现，散光度越大、角膜水平位与垂直位弯曲度相差越大，泪膜深度越浅，泪膜破裂越快。此外，慢性炎症可能损害结膜杯状细胞结构或分泌功能，使黏蛋白分泌减少，黏液胶的骨架不稳定，泪膜破裂增快，影响到泪膜稳定。良好的泪膜功能是维持正常视力的必要条件。泪膜分布于角膜表面及结膜表面，相对不流动，其脂质层、水液层及黏蛋白层的结构和功能的完整，对维持正常眼表功能有重要作用。由杯状细胞分泌的较薄的黏液层，可以填补角膜上皮细胞间的缝隙，降低上皮表面和泪膜表面之间的张力，减少散光，提高角膜的光学性能。中医理论认为，泪膜功能减退，证属"神水将枯"，《证治准绳·七窍门》载："视珠外神水干涩而不莹，最不好识，虽形于言不能妙其状。乃火郁蒸膏泽，故精液不清，而珠不莹润，汁将内竭。虽有淫泪盈珠，亦不润泽。"成人版明目功以生命整体观为指导，针对人体整体和眼部的不良症状加以综合干预，各式功法均紧密围绕调节脏腑功能展开，脏腑健运则气血精津充盛、目神自明。

二、改善视力

眼睛调节能力是指眼睛既能看清远处，又能看清近处的能力。这一过程是眼球同睫状肌、晶状体悬韧带、晶状体共同作用实现的。当眼睛看远处的目标时，睫状肌就会松弛，晶状体悬韧带就会收紧，把晶状体向四周牵拉，晶状体变得扁平，屈光度变小，折射能力变弱。当看近处的目标时，睫状肌就会收缩，晶状体悬韧带逐渐放松，晶状体由于其固有的特性而收缩，厚度增加，屈光度变大，晶状体的折射能力变强，近处的目标经过折射投射到视网膜上，产生视觉。正常的眼睛具有良好的调节能力，可以在看远与看近之间迅速转换。长时间看书、电脑、手机等近处物体，会导致睫状肌过度收缩，难以放松，晶状体的折射能力变强，屈光度加大，即使再看远处的物体，睫状肌也难以及时放松下来，致使眼睛的调节能力下降。

客观验光是视力测定的一个重要检测方法，是客观反映受试者视力状况的指标之一。对比分析3组试验结果发现，明目功组右眼裸视力提高者比例达到85.7%，近视度数比例下降者达到40.8%；左眼裸视力提高者比例达到79.2%。近视度数比例下降者达到49.3%。眼屈光度检测显示，明目功组、眼保健操组锻炼均可以降低眼睛的屈光度，但明目功组的效果优于眼保健操组，差异具有显著性（$P<0.05$）。若能持之以恒进行明目功锻炼，可能会取得更为明显的视力提高效果。

三、调节眼局部组织功能

中医眼科的五轮学说认为，虹膜对应肝，脉络对应心，眼睑对应脾，巩膜对应肺，瞳孔对应肾。五脏功能强健，对应的眼部自然也就功能良好。这五个部分分别有着各自的功能。明目功通过调节脏腑、经络，最终作用到五轮，并通过对五轮功能的调节全面提高眼的调节功能。眼球运动是由上直肌、下直肌、内直肌、外直肌、上斜肌、下斜肌这6条眼外肌提供动力，这些肌肉都属于脾，因为脾主肌肉，所以称为肉轮。通过调脾胃功能，可以恢复这些肌肉功能，使得动眼灵活，调节能力增强。眼内肌有虹膜括约肌和扩张肌（开大和缩小瞳孔）、睫状肌（调节晶状体），这些肌肉都属于肝的范畴，肝属风，所以称为风轮。通过对肝脏功能的调节，可以恢复眼内肌功能，而这一功能对视力、眼的调节作用十分重要。内眦、外眦都属于心，心主血脉，所以称为血轮，调节血轮的功能，可以改善眼睛的血供，血供以及营养物质供应增加，可以为眼睛功能的恢复提供物质保障。瞳孔属肾，肾主水，所以称为水轮。水轮的功能最为重要，通过培补肾气，可以提高视神经功能。

试验测试结果显示，明目功锻炼对眼睑痉挛症状改善或消失的比例占61.9%，说明眼部周围肌肉功能得到显著改善。眼睑属于肉轮，对应脾，成人版明目功通过眼睛局部运动、全身运动调节脾的功能，进而调节肉轮功能，可使眼部肌肉放松下来，使相应功能得到修复。明目功锻炼使结膜充血症状改善或消失的比例占75%。结膜属于心轮，说明明目功锻炼可疏导气机，调节心的功能，进而调节血轮功能，使眼部血液流通更加顺畅，可以把更多的营养物质运送到眼部，同时也能把更多的代谢产物带走，为眼睛的功能改善、视力提高提供了物质基础。

四、优化整体身心状态

脏腑是人体整体功能的核心。五脏六腑都有着各自的功能，例如，肝有疏通气机、调节血量等作用；心有调节神志、推动血液运行等作用；脾胃有消化吸收、统摄血液等作用；肺有主宰呼吸、推动气血等作用；肾有主宰生长发育、推动脏腑功能等作用。脏腑不是孤立存在的，是通过经络紧密相连的。脏腑功能也有着相生相克的复杂关系。任何一个脏腑功能发生变化，都不是简单孤立的，而是整个人体发生了变化。眼睛通过经络与脏腑相连，二者关系密切。眼睛功能的改变也不仅是眼睛局部的变化，而是与整个人体的内环境、所有脏腑功能都有关。习练成人版明目功后视力得到恢复、眼睛屈光降低、眼睛调节能力显著提高等良性效果，也间接证明明目功锻炼可以有效地疏通人体经络，改善脏腑功能，利于人体整体身心状态的优化。

对受试对象试验前后的总体健康状况、精神状态、人际交往状况、主观幸福感等指标进行的问卷调查显示，在改善总体健康状况、提升主观幸福感状况等方面，明目功组显著优于眼保健操组和空白对照组；在改善精神状态和人际交往状况等方面，则是明目功组和眼保健操组均优于空白对照组。五脏与情志有着密切的关系，肝、心、脾、肺、肾分别对应怒、喜、思、悲、恐五种情绪。成人版明目功不仅仅针对眼睛局部进行调节，而是把人作为一个整体，通过改善脏腑功能、疏通经络、调节气机来全面提升人体机能。在调节改善的过程中，脏腑相对应的情绪也会得到调节。当不良情绪得以缓解，心理健康水平得到提升，人的社会关系也会随之改善，由此人的交往能力、幸福感都会得到提升。这些反过来又会进一步提高人体健康状况，进而缓解视疲劳和促进眼功能的恢复。

第二章

功法功理

第一节　功法名称

预备势

第一式　伸展乾坤舒木轮

第二式　左右引臂运火轮

第三式　环臂转睛培土轮

第四式　丹田开合调金轮

第五式　推掌抚耳润水轮

第六式　点穴鸣鼓和五轮

收势

第二节　功法基础

一、手型

（一）自然掌

五指并拢，自然伸直，掌心微含（图1）。

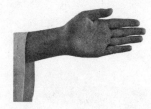

图1

（二）剑指

无名指和小指弯曲，拇指压在该二指的指节上，食指、中指并拢伸直（图2）。

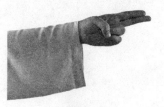

图2

（三）空心拳

手指并拢屈曲，拇指轻触食指桡侧，拳心虚空（图3）。

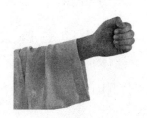

图3

（四）实心拳

四指并拢屈曲，大拇指末节压住食指、中指第二关节，中指点压劳宫穴（图4）。

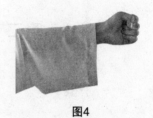

图4

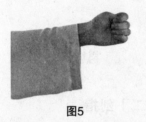

图5

（五）握固

拇指内收，指尖掐按于无名指指根内侧，其余四指屈曲握拳（图5）。

二、步型

（一）并步

两脚并立，脚尖向前，身体放松，两臂自然垂于体侧（图6）。

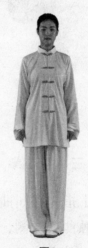

图6

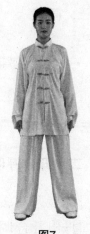

（二）开步

两脚开立，脚尖向前，两脚内侧距离与肩同宽（图7）。

图7

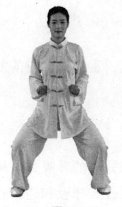

图8

（三）马步

开步站立，两脚间距约为本人脚长的2～3倍，屈膝下蹲，两膝关节前缘垂线不超过足尖，大腿略高于水平（图8）。

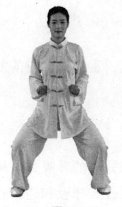

三、呼吸

（一）自然呼吸法

自然呼吸法一般指不加意识控制，自然而然的呼吸方法。

（二）开合呼吸法

身体展开时缓慢吸气，身体内合时缓慢呼气的方法。如丹田开合调金轮的开合动作，两掌掌心于体前相对，两掌相距20厘米，指尖向前。两掌向左右两侧拉开时，缓慢吸气；两掌相合时，缓慢呼气。

（三）升降呼吸法

重心上移或抬臂时缓慢吸气，重心下降或落臂时缓慢呼气。

（四）腹式呼吸法

练功中通过横膈肌的运动来完成的呼吸方法称为腹式呼吸法。腹式呼吸又分为顺腹式呼吸和逆腹式呼吸两种。顺腹式呼吸：吸气时，腹肌放松，横膈肌随之下降，腹部逐渐鼓起；呼气时，腹肌收缩，腹部自然回缩或稍内凹，横膈肌也随之上升还原。这种呼吸不仅可以加大肺的换气量，而且对腹腔内脏能起到按摩作用。逆腹式呼吸：吸气时，腹肌收缩，腹部回缩或稍内凹，横膈肌随之收缩下降，使腹腔容积变小；呼气时，腹肌放松，腹部自然隆起，横膈肌上升还原，使腹腔容积变大。逆腹式呼吸对于内脏器官的影响较大，有类似按摩和运动内脏的作用，尤其对于改善肠胃功能有较大的帮助。

四、意念

本功法主要运用了意守丹田、意守眼部等方法。收势脚趾屈曲抓地，意在导气下行。

第三节　功法操作

本套明目功每式的名称，七言一句，对仗整齐，是以功法动作形态为主体，结合了五脏理论、五行学说、眼睛的五轮学说等学术思想综合形成，既点明了每式基本动作的要点，也概括出每一式功法对眼睛健康调整的主要作用。

预备势

（一）动作说明

两脚并拢，两腿自然站立；两臂自然垂于体侧，两掌心轻贴于腿外侧；下颌微收，头正颈直，竖脊舒胸，周身中正，唇齿合拢，舌尖放平，轻贴上颚，面带微笑；目视前下方（图9）。

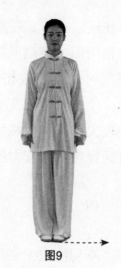

图9

（二）呼吸方法

自然呼吸或腹式呼吸。

（三）意念活动

内心平静，恬淡虚无，意念专一。

（四）技术要点

本节操作以静为主。身体放松以调身，自然呼吸以调息，内心平静、恬淡虚无、意念专一以调心，逐步达到三调合一，为之后的功法操作奠定身心基础。

1. 本式的关键是放松。习练者应当在练习中自上而下逐步调整身体各部位的状态，达到身心整体放松。

2. 调息要注重自然呼吸与腹式呼吸。对于初练者，运用自然呼吸法；对于有一定基础的习练者，可采用腹式呼吸，以增强锻炼效果。

3. 调心需达到内心平静、意念专一。实际练习过程中，习练者可以选择将意念集中在自身的某一个部位（如丹田），或者是外界的一个物体（如大树、山峰等）加以默想，有模糊印象即可，不必强求清晰明确的图像，做到"似守非守"。借助所意守对象的单一性和感性特征，可以排除杂念。

4. 调身、调息、调心逐步完成后，要继续练习，达到三调的统一，使自身在开始正式练功前，达到良好的练习状态。

（五）易犯错误与纠正方法

1. 在调身的环节，过度强调调整身体使之放松，反而会导致肌肉关节的僵硬，不利于放松。习练者应当在练习中自上而下逐步调整身体各部位的状态，达到整体的放松。既要轻轻提醒自己，又不要过度用意，使肌肉、关节逐步放松下来，而不是肌肉紧绷、关节僵硬，从而达到调身的目的。

2. 呼吸不顺畅，憋气。初学者出现这种情况，大多是由于过分强调腹式呼吸所引起的。调息要注意缓慢自然的呼吸，对于初练者并不强调必须使用腹式呼吸，能达到自然呼吸、身体放松即可；对于有一定基础的习练者，要自然过渡到腹式呼吸，切忌强呼强吸。

（六）功理与作用

1. 身形放松，气沉丹田，内安脏腑，外松筋骨，利于气血运行，为习练功法做好准备。

2. 内心安定，呼吸自然，气定神敛，利于心理调节，具有安神定志、补养心气的作用。

第一式　伸展乾坤舒木轮

（一）动作说明

动作一：接上式。重心右移，左脚开步，两腿自然伸直，两脚平行站立，脚内侧缘与肩同宽，大趾略内扣；目视前方（图10）。

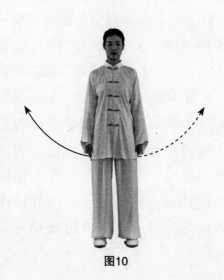

图10

动作二：上动不停，两臂侧起，至与身体呈45°角时（图11），两臂外旋，至侧平举时转掌心向上（图12），两掌于头顶上方相合，指尖向上，同时提踵；目视远方（图13）。

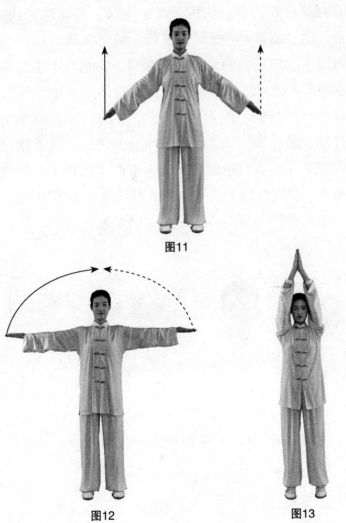

图11

图12

图13

动作三：上动不停，两脚脚跟缓慢下落，同时仰面上视，目光落在相合的两手掌掌根，动作稍停（图14）。之后，松肩坠肘落臂，手掌劳宫穴下落至与两眼水平时，两掌大拇指距眼部20厘米左右（图15），随即两掌打开，掌心向内，覆于眼部，距离眼部约5厘米，以劳宫穴①对应眼球部位，双目微闭，稍停顿（图16）。随后，两掌贴面部缓缓下落相合（中指尖于承浆穴②处），两掌大鱼际再贴身体前正中线缓慢下滑，拇指指尖至膻中穴③部位时（图17），两掌缓慢打开，贴于期门穴④处（图18），之后，两掌指尖斜向前下方，掌根沿腋中线向下推摩（图19），经过髋关节，两臂自然下垂于体侧，目视前方（图20）。

重复动作一至动作三2遍，共做3遍。

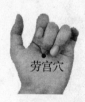
劳宫穴

承浆穴

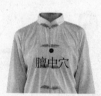
膻中穴

期门穴

①劳宫穴，在手掌心第2、第3掌骨之间，偏于第3掌骨，握拳屈指对中指尖处。
②承浆穴，在面部，颏唇沟的正中凹陷处。
③膻中穴，位于两乳头连线的中点。
④期门穴，位于胸部，乳头直下，第6肋间隙，前正中线旁开4寸。

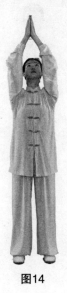
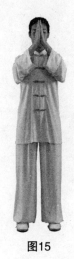

图14   图15

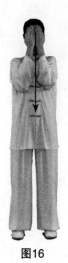
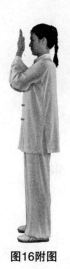
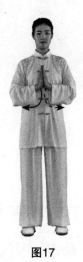

图16   图16附图   图17

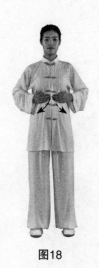
图18

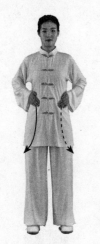
图19

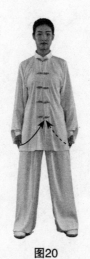
图20

（二）呼吸方法

动作二吸气；动作三手臂下落时呼气。

（三）意念活动

1. 动作三仰面上视时，目光落在相合的两掌掌根部，意念通过手掌，在头顶上方极远处，然后将意念逐渐收回。

2. 动作三，劳宫穴对应眼球部位，意在眼部。

（四）技术要点

1. 两臂由体侧外展、上举过程中，用意不用力，肢体不可僵硬。

2. 两掌于头顶上方相合，同时提踵，注意调整好重心，保持身体平衡。

3. 合掌提踵的同时，身体宜上下抻拉，牵伸筋骨，舒展经脉。

4. 两手合掌下落，到掌心与双目同高时，展开两掌，使两掌掌心正对眼部，与眼部距离5厘米左右，略停顿约3秒钟。

5. 继续合掌下落时，两手拇指沿任脉下滑，至膻中穴部位时，两掌分开摩运至胁肋部，掌根沿着腋中线下滑。

（五）易犯错误与纠正方法

1. 站立不稳，动作失衡。注意提踵时目视前方，百会上领，脚跟落地之后仰面上视。

2. 掌心贴于眼部。正确动作应该是掌心劳宫穴对着眼睛，距离眼部约5厘米，并不是手掌贴在眼睛上。

（六）功理与作用

1. 中医理论认为，眼睛的黑珠属肝，称为"风轮"，肝在五行中属木，开窍于目。本式有仿春季万物生发之意，肝应于春季，该式的纵向捭拉动作，有助于肝气的生发和疏泄条达。肝气疏泄正常，全身气机调畅，则利于气血濡养眼睛。

2. 本式操作中两掌在眼前打开，掌心向目，意在引导经气注入双目，对双目起到濡养作用。

3. 中医理论认为，肝经布于两胁肋，两掌沿着胁肋部位摩运，意在疏通肝经，畅达气机。

第二式　左右引臂运火轮

（一）动作说明

动作一：接上式。两膝微屈，同时两臂由体侧向前抬起，掌心相对，掌根平脐时合掌，指尖向前，掌根距腹部约20厘米（图21）。

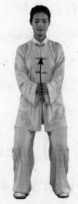

图21

动作不停，两腿伸直，同时两臂上抬，顺势立腕，转指尖斜向前上方，劳宫穴与膻中穴同高，大鱼际距胸10厘米（图22），然后转指尖向前，向正前方伸直手臂；目视前方（图23）。

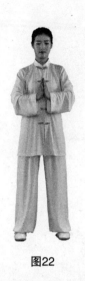
图22

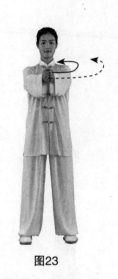
图23

动作二：上动不停，以腰带动手臂向左转体，水平划弧，手掌保持拇指在上；同时，以右手中指为主，沿左臂内侧中线缓慢滑过，在左臂即将完成划弧180°时，右手中指指腹点按膻中穴（图24），随即继续转体至180°，同时右手握拳、中指点按劳宫穴，动作稍停（图25）。眼随手动，由近及远，目视远方。

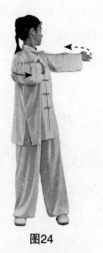
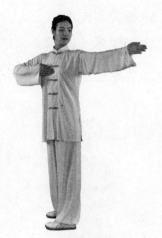

图24　　　　　　　　　图24附图

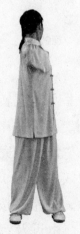
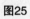
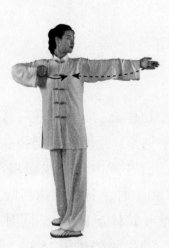

图25　　　　　　　　　图25附图

动作三：上动不停，以腰带动身体回转，左臂向前水平划弧180°至身体前正中线；同时，右拳变掌，以中指为主，经膻中穴按原路线返回，至两掌相合，指尖向前；眼随手动，由远及近，目视前方（图26）。

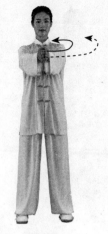

图26

动作四：重复动作二、动作三1遍，动作相同，方向相反（图27～图29）。

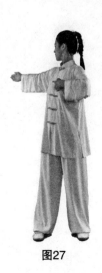

图27

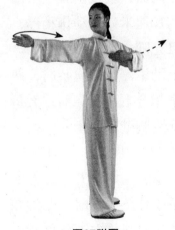

图27附图

47

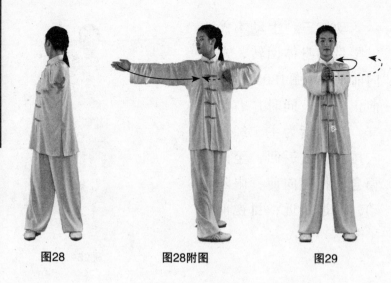

图28　　　　　　图28附图　　　　　　图29

动作五：上动不停，松肩坠肘，两掌外旋分开，目光由极远处缓慢拉近到小指根部（图30），随即掌心向面，缓慢内收至眼前约10厘米处，动作稍停，目光随之移动（图31）。上动不停，松肩坠肘，两掌相合下移至胸前，大鱼际距胸壁20厘米、中指尖约与膻中穴同高时（图32），两掌分开，缓慢下垂于体侧；同时，左脚并步；目视前方（图33）。

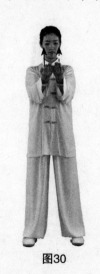

图30

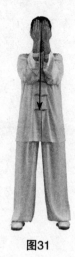

图31

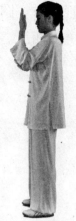

图31附图

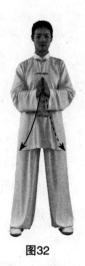

图32

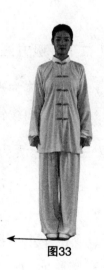

图33

49

动作六：上动不停，右脚平开，脚外侧缘与肩同宽，目视前方（图34）。重复动作一至动作五，动作相同，方向相反。

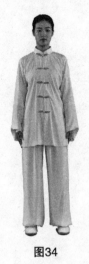

图34

（二）呼吸方法

1. 向后转体为吸气，由后向前转体为呼气。
2. 掌心向面缓慢内收时吸气；分掌下按时呼气。

（三）意念活动

1. 中指沿手臂内侧滑过时，意随中指而动。
2. 两掌分开，目光由极远处缓慢拉近到小指根部时，意念位于小指根部。
3. 掌心向面，缓慢内收，止于眼前约10厘米，动作稍停，意念位于眼睛。

（四）技术要点

1. 以腰部带动手臂向后方转体，以中指为主，手指轻抚手臂内侧，沿手太阴肺经、手厥阴心包经、手少阴心经路线滑过，至转体180°即将完成时，中指点按膻中穴部位。

2. 转体至180°时，同时握拳，中指点按劳宫穴，动作稍停，两臂需抻拉。

3. 身体转正后放松，目光由极远处缓慢拉近到小指根部。

4. 身体转正合掌时为空心掌。

（五）易犯错误与纠正方法

1. 转体动作过快，或者动作过于僵硬。要以腰部转动带动手臂运动，动作缓慢柔和，连贯流畅。

2. 目光由极远处收回，未聚焦在一个点上。应注视小指根部。

（六）功理与作用

1. 中医理论认为，眼睛的内外眦属心，称为"血轮"，心在五行中属火，开窍于舌。五轮学说中，眼睛为心所主，心经的脉气可到达眼睛的内外眦。心包又称为"心包络"，为心之外围，具有保护心脏的作用。转体推臂，手指沿着手太阴肺经、手厥阴心包经、手少阴心经路线滑过，意在疏通经脉，有利于心包经、心经、肺经经气畅达，经脉畅通，平衡协调脏腑功能。心与心包、脏腑功能强健，向上可以充养双目，有利于眼睛的健康。

2. 本式中视距的远近调节，有利于眼周肌肉张力的调整，对视疲劳所引起的眼睛周围肌肉紧张有一定的放松和调整作用。长期练习本式，可以锻炼眼周肌肉，对保护视力健康有良性的影响。

第三式　环臂转睛培土轮

（一）动作说明

动作一：接上式。重心右移，左脚平开，脚内侧缘与肩同宽；目视前方（图35）。

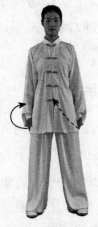

图35

动作二：双膝微屈成高马步，右臂内旋向后划弧，握固，右手背贴在命门穴；同时左手内旋向前划弧至体前正中线上，变为剑指，指尖向下、手心向内，腕关节与肚脐同高，距离腹壁约20厘米（图36）。

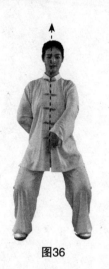 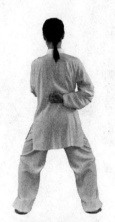

图36   图36附图

上动不停，随重心上提，左手以垂腕姿势沿体前中线缓缓提起，至额前上方时，左腕内旋翻转，剑指向右，手心向前上方，而后左手以"坐腕"（指尖朝上）姿势从左上方向左侧落下；左手下落的同时双膝逐渐屈曲下蹲成高马步姿势；此即手落身落（图37～图39）。左手落至前正中线、腕与肚脐平时，手腕内旋至腕背转向右侧，剑指向下，以垂腕姿势自身体右侧上提划弧至额前上方；两腿缓

缓伸直；此即手起身起；头部保持中正，目随手转
（图40、图41）。

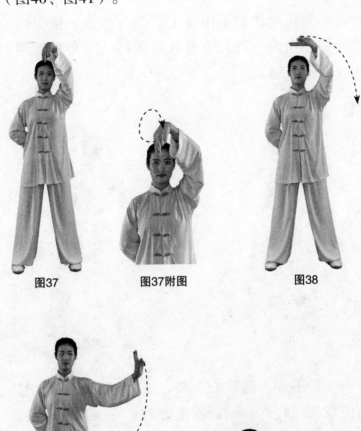

图37   图37附图   图38

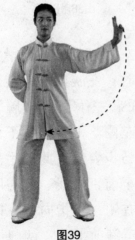

图39

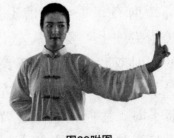

图39附图

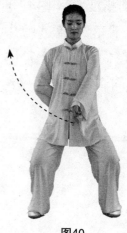

图40

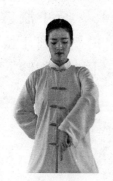

图40附图

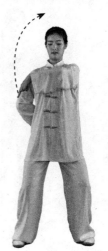

图41

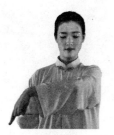

图41附图

左手从额前上方向左侧下落，经右侧至额前上方为一圈。共做3圈。

动作三：上动不停，左手剑指变掌（图42），松肩坠肘落左臂，自体前中线下落，经过膻中穴（图43）至中脘穴①时转掌心向下、指尖向右（图44），随即下按手掌至与脐同高，距离腹壁约20厘米；同时微屈膝（图45）。

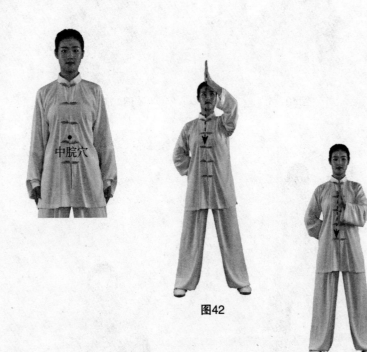

图42

图43

①中脘穴，人体任脉上的主要穴道之一，位于人体上腹部前正中线上，脐中上4寸（胸骨下端和肚脐连接线中点）。

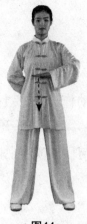

图44

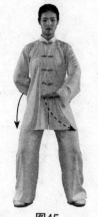

图45

动作四：动作不停，重心右移，左脚收回并步；同时右手变掌，两臂放松垂于体侧，重心上起，自然站立；目视前方（图46）。

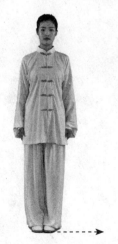

图46

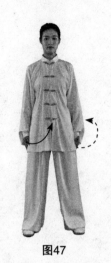

图47

动作五：接上式，重心左移，右脚平开，脚内侧缘与肩同宽（图47）。

右式环臂转睛与左式环臂转睛动作相同，方向相反（图48～图57）。

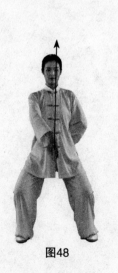

图48

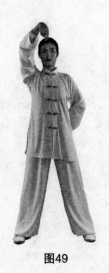

图49

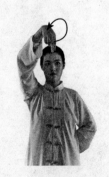

图49附图

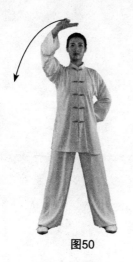

图50

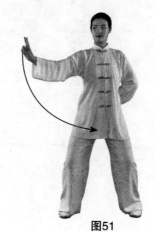

图51

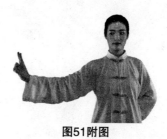

图51附图

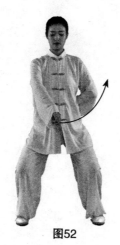

图52

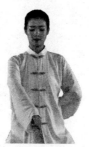

图52附图

59

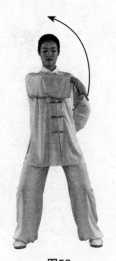

图53

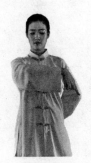

图53附图

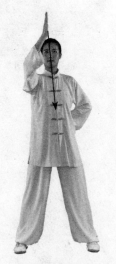

图54

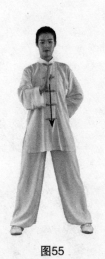

图55

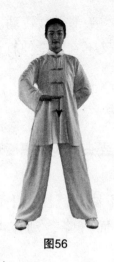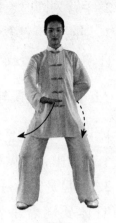

图56　　　　　　　　　图57

开左步左臂划3圈，开右步右臂划3圈，共6圈。

（二）呼吸方法

1.手臂做环绕动作，抬起时吸气，下落时呼气。
2.手臂自体前中线提起时吸气，下落时呼气。

（三）意念活动

1.手臂划圈时，意念集中在手指。
2.掌心下按时，意念集中在丹田。

（四）技术要点

1.手经体前中线上提至与眼同高时，两眼睁大，将移动中的手指（指尖）作为目标，目随指动。

2. 手臂划圈时，眼随手转，头部微微转动。

3. 划圈时手臂要舒展，但又不宜完全伸直；躯干要正直，不应旋转或晃动。

（五）易犯错误与纠正方法

1. 环臂转睛时，颈部僵硬或头部转动幅度过大。在这个过程中，要做到眼随手动。

2. 手起身升、手落身降不协调。注意手臂划圈时，身体要随着手臂的起落而升降，动作配合要协调。

（六）功理与作用

1. 中医理论认为，眼胞属脾，称为"肉轮"，脾在五行中属土，开窍于口。五轮学说中认为眼胞为脾所主。脾主肌肉四肢，为后天之本，气血生化之源。运动肢体，加强脾主运化的功能，可以"柔筋肉而养精血"。人体精血充沛，濡养双目就有了良好的物质基础，从而对眼睛具有良好的保健作用。

2. 本式直接锻炼眼外诸肌，对眼外肌发育不良、肌力减退类眼病有康复作用。

3. 旋转眼球有促进眼球及眼附器血液循环，进而改善其营养，减轻眼球内外直肌对眼球的压力。本式尤其适用于近视患者，对眼肌麻痹或无力、视神经萎缩、视网膜黄斑变性也具有康复保健作用。

第四式 丹田开合调金轮

（一）动作说明

动作一：接上式。重心右移，左脚开步，脚内缘与肩同宽（图58）；随后，屈膝下蹲，大腿与小腿后侧约成135°，同时，屈肘体前抬臂，两掌与肚脐同高，指尖向前、掌心相对，掌间距约20厘米，掌根与腹部相距约15厘米，松肩、坠肘、松腕；目视前下方（图59）。

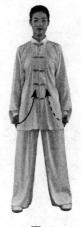

图58

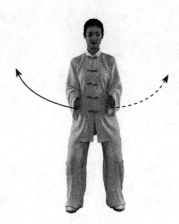

图59

动作二：上动不停，两膝缓慢伸直；同时，两臂上臂抬起外展约60°，前臂水平，指尖向前，掌心相对，两掌与膻中穴同高；目视前方，动作稍停（图60）。随后，屈膝下蹲，重心下落，大腿与小腿后侧约成135°；同时，两掌相合至间距20厘米，与肚脐同高，指尖向前，掌根与腹部相距15厘米；目视前下方，动作稍停（图61）。

一开一合为1遍，共做3遍。

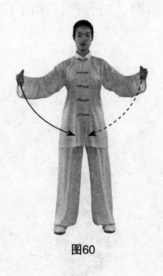

图60

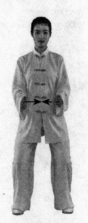

图61

动作三：第三遍开合动作后，腹前合掌，指尖向前，与肚脐同高，掌根与肚脐相距15厘米（图62）；随即两膝缓慢伸直，同时相合的手掌抬起至眼部，以两掌拇指根部后方肌肉隆起处，"大鱼际"侧缘的最高点贴向目内眦（图63），沿鼻根部向下轻摩至四白穴[1]（图64），再环绕向上经过太阳穴[2]（图65）、攒竹穴[3]，两手鱼际合于印堂穴[4]（图66），止于目内眦。重复摩运3圈。

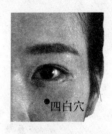

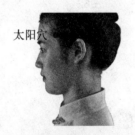

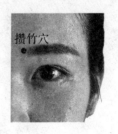

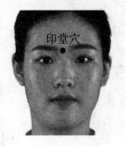

---

[1]四白穴，位于人体面部，瞳孔直下，眶下孔凹陷处。
[2]太阳穴，在颞部，眉梢与目外眦之间，向后约一横指的凹陷处。
[3]攒竹穴，在人体面部，眉头凹陷中，眶上切迹处。
[4]印堂穴，位于两眉头间连线与前正中线之交点处。

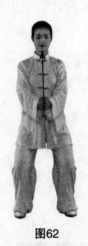

图62

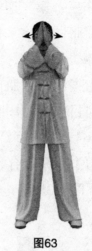

图63

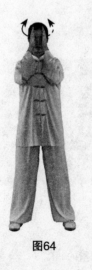

图64

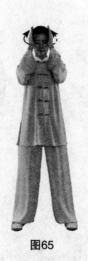

图65

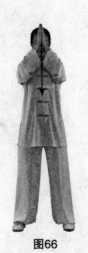

图66

动作四：轻摩完毕，两手分别沿鼻旁、口角旁下引，随即离开面部，缓缓落向体侧。重心右移，收回左脚，并步站立。

动作五：重复动作一至动作四，唯步法左右相反。

开左步做一遍，开右步做一遍，共做两遍。

（二）呼吸方法

1. 两掌拉开时吸气，相合时呼气。
2. 大鱼际按摩眼周时，自然呼吸。

（三）意念活动

1. 两臂开合拉气时，意守丹田。
2. 大鱼际按摩眼周时，意念在两眼。

（四）技术要点

1. 两掌开合拉气时，手指自然放松，两掌掌心相对，如有丝线相牵。拉开时吸气，重心上移，伸直膝关节；两掌相合时呼气，重心下移，膝关节微屈。
2. 摩运眼周时，动作柔和缓慢，不可用力下压。

（五）易犯错误与纠正方法

1. 开合拉气与呼吸、重心上下配合不协调。可先将开合拉气与呼吸相配合，熟练后再配合身体重心的升降变化。多加习练，即可熟能生巧。

2.按摩眼眶周围时动作生硬。习练该动作时，腕关节要放松，前臂带动腕关节摆动，柔和摩运。

（六）功理与作用

1.中医理论认为，白睛属肺，称为"气轮"，肺在五行中属金，开窍于鼻。五轮学说认为，白睛为肺所主。肺主气、司呼吸，朝百脉而主治节。开合拉气，重点在调理肺气，加强肺主气司呼吸的功能。肺脏功能强健，肺之精气可循经脉上达眼部而润养双目。

2.摩运眼周可疏通眼睛周围的经脉，有利于气血循行，对滋养双目有促进的作用。

第五式　推掌抚耳润水轮

（一）动作说明

动作一：接上式。重心右移，左脚开步，两脚内侧缘与肩同宽，脚尖略内扣；目视前方（图67）。

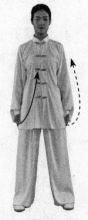

图67

动作二：上动不停，两脚不动，向左转体90°；同时，前后抬臂至侧平举，腕关节与肩同高，肘关节微屈，垂腕，指尖向下；目视左手方向（图68）。

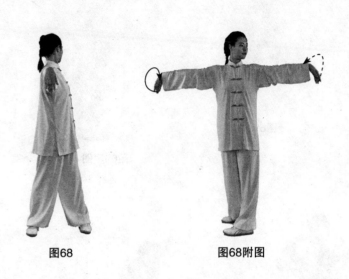

图68　　　　　　　　图68附图

动作三：上动不停，手腕伸直外旋，转掌心向上（图69）。身体缓慢转正，带动左臂屈肘内收，左掌内卷至耳根处，食指桡侧轻抚耳廓（图70），立掌向前方推出至前正中线，肘关节微屈，掌心斜向前，劳宫穴与膻中穴同高；同时，右手握固收回腰间，位于髂棘上方，拳心向上；同时，屈膝下蹲成高马步（图71）。

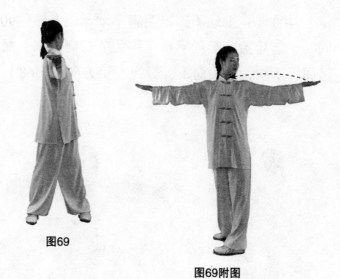

图69

图69附图

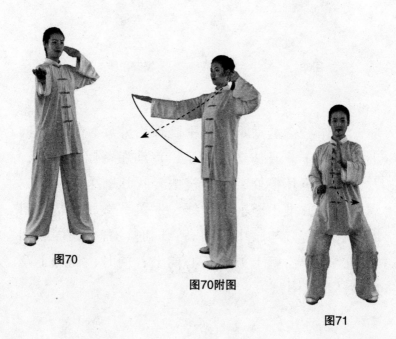

图70

图70附图

图71

左掌前推到位时，内力贯于左臂，两目圆睁（虎视），目视前方，同时牙关咬紧，腰间握固之手用力紧握，动作稍停。

动作四：两眼放松，两腿伸直，同时，身体右转，前后抬臂，左掌放松，抬臂至前正中线，右手由拳变掌，后摆抬臂至后正中线，分别向上抬起至腕关节与肩同高，肘关节微屈，垂腕，指尖向下，目视右手方向（图72）。

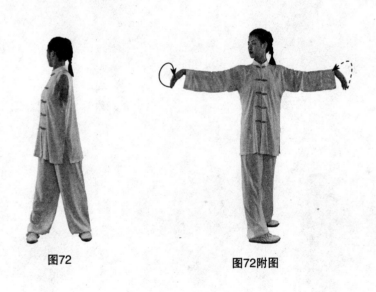

图72   图72附图

动作五：上动不停，旋腕，转掌心向上（图73）。身体缓慢转正，带动右臂屈肘内收，右掌内卷至耳根处，食指桡侧轻抚耳廓（图74），立掌向前方推出至前正中线，肘关节微屈，掌心斜向前，劳宫穴与膻中穴同高；左手握固收回腰间，位于髂棘上方，拳心向上；同时，屈膝下蹲成高马步（图75）。

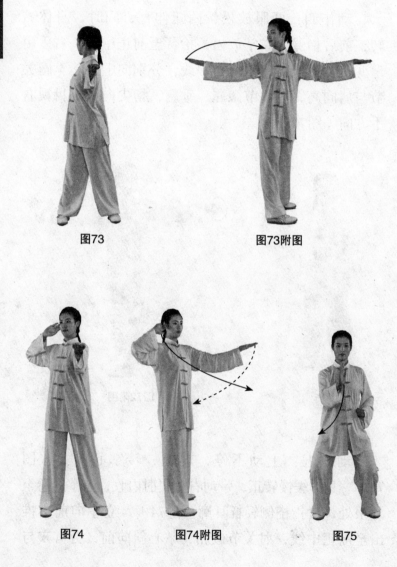

图73   图73附图

图74   图74附图   图75

　　右掌前推到位时，内力贯于左臂，两目圆睁（虎视），目视前方，同时牙关咬紧，腰间握固之手用力紧握，动作稍停。

　　一左一右为一遍，共做3遍。

　　动作六：3遍完成后，右掌变握固收至腰间，拳心向上（图76）。重心右移，左脚收回成开步自然站立；同时两拳变掌，两手顺势下落于体侧（图77）。动作不停，两臂由体侧外展，抬至45°时（图78），两臂逐渐外旋，与肩同高时转掌心向上（图79），随即继续上举，两手在头顶上方环抱，两肘微屈，掌心向下、指尖相对，两掌指相距10厘米左右（图80）。然后两掌沿体前正中线徐徐下落，至与小腹同高时，两掌分开，自然垂于体侧（图81）。

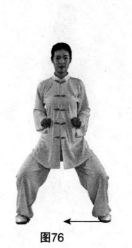

图76

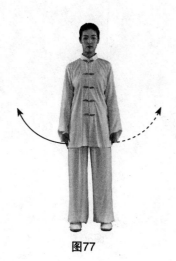

图77

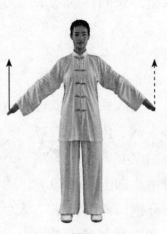

图78

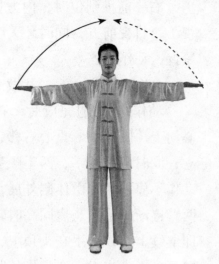

图79

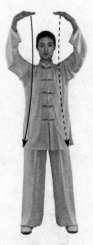

图80

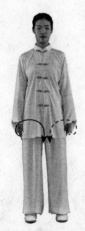

图81

（二）呼吸方法

1. 身体左右转体90°，前后抬臂，指尖向下时吸气。

2. 身体转正，推掌时呼气。

（三）意念活动

1. 两目圆睁虎视时，意念在眼部。

2. 两掌沿体前中线徐徐下落时，需意守丹田。

3. 两臂前后抬起，目视后手时，意在腰间。

（四）技术要点

1. 推掌时应徐徐推出，臂将要伸直时收住，推掌力点在掌外缘（尺侧）。不可猛然前推，也不可将臂完全伸直。

2. 本式的动作特点是弛张交替，但紧的时间宜短，以弛为主。

（五）易犯错误与纠正方法

1. 抚耳推掌动作不协调。推掌和握固收回要同时；推掌、下蹲要同时。

2. 握固动作没有用力，虎视不充分。掌推出的一瞬间两目要圆睁，同时牙关咬紧，腰间握拳之手用力握固，紧张及用力动作持续约1～2秒钟，随即放松进行下一个动作。

（六）功理与作用

1. 中医理论认为，瞳仁属水，称为"水轮"，肾在五行中属水，开窍于耳；肾为先天之本，藏精纳气。轻抚耳廓推掌向前、腰间握固及转体的动作有强肾功能。中医理论还认为，肝肾同源，气血同源。肝开窍于目，睁大眼睛虎视，有助于肝的疏泄，所以有疏肝明目功能。

2. "弛张"交替旨在协调阴阳，促使气血周流畅通。

第六式　点穴鸣鼓和五轮

（一）动作说明

动作一：接上式。身体重心下降，两膝微屈，两臂由体侧划弧至体前正中线，掌背相对，掌心向外，指尖向下，腕关节与肚脐同高，拇指距离腹部约10厘米；目视前下方（图82）。

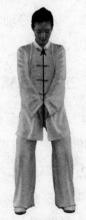

图82

动作二：两腿伸直；同时，两手沿体前正中线向上提起，腕关节与膻中穴同高时，松肩坠肘，翻腕至掌心向面，两掌尺侧相并，腕关节与肩同高，四指并拢微屈，两目微闭（图83），用中指指腹点按睛明穴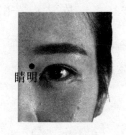①（图84），默念"1—2—3—4—5—6"，每默念一个数，点按一次，每个穴位共点按6次。

睛明

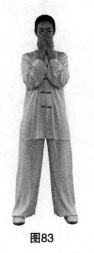
图83

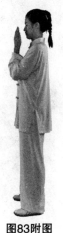
图83附图

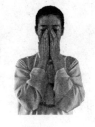
图84

①睛明穴，位于面部，目内眦角稍上方凹陷处。

动作三：上动不停，两手中指指腹贴皮肤滑向攒竹穴（图85），同法点按6次。

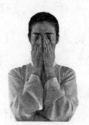

图85

动作四：上动不停，同法点按鱼腰穴①（图86）。

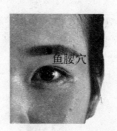

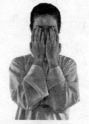

图86

动作五：上动不停，同法点按瞳子髎穴②（图87）。

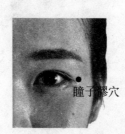

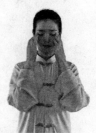

图87

①鱼腰穴，位于额部，瞳孔直上，眉毛中。
②瞳子髎穴，位于面部，目外眦外侧0.5寸凹陷中。

动作六：上动不停，同法点按承泣穴^①（图88）。

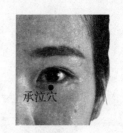
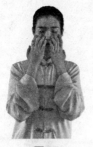

承泣穴

图88

动作七：上动不停，当两手中指指腹贴皮肤由承泣穴滑向翳明穴时，眼睛慢慢睁开，同法点按翳明穴^②（图89）。

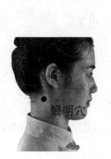
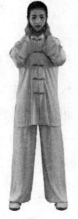
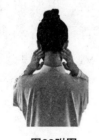

翳明穴

图89　　　　　　　图89附图

①承泣穴，位于面部，瞳孔直下，在眼球与眶下缘之间。
②翳明穴，位于颈部，耳垂后方，乳突下端前方凹陷后1寸。

动作八：接上动作，同法点按风池穴^①（图90）。

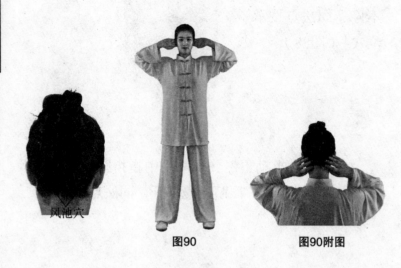

图90　　　　　　　　图90附图

　　动作九：上动不停，依序完成上述7穴点按之后，以掌掩耳，劳宫穴对耳孔，以食指叠放到中指背面，滑动食指，做叩击枕部的动作（鸣天鼓，图91），同时默念"1—2—3—4—5—6"，每默念一个数字的同时，鸣天鼓1次，连叩6次；同法再叩齿6次。两掌轻轻压按耳朵，迅速放开（图92）。

────────────

①风池穴，位于枕骨之下，与风府穴相平，胸锁乳突肌与斜方肌上端之间的凹陷处。

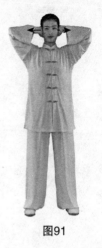
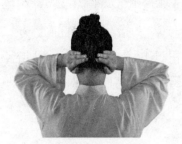

图91　　　　　　　　　图91附图

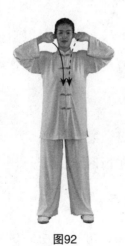

图92

81

动作十：上动不停，两手顺颈部两侧下滑，在胸前合掌，指尖斜向前上方，掌根与膻中穴同高，拇指距离胸壁约10厘米；目视前下方（图93）。

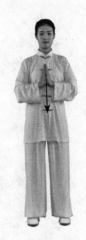

图93

（二）呼吸方法

1. 点穴、鸣天鼓、叩齿时以自然呼吸为主。
2. 点按穴位时呼气，手指放松时吸气。

（三）意念活动

1. 点按穴位时，意念在眼部。
2. 鸣天鼓及叩齿时，意守丹田。

（四）技术要点

1. 取穴要准确，可参考所附的腧穴图。
2. 穴位点按力度要适宜，以微感酸疼为宜，切忌使用猛力，防止损伤眼部组织。

4. 腧穴的点按与呼吸的配合要自然协调。

5. 点按具体穴位时，中指指腹不离开穴位，点按之后，中指抬起时要做到松而不离。

（五）易犯错误与纠正方法

1. 点按穴位位置不准确。点按正确的穴位是本节操作取得良好效果的关键。初学者可反复对照腧穴图谱，选准穴位，并在自己身体上反复操作体会。

2. 操作过程中身体僵硬。点按穴位时，手指轻轻用力，注意力集中在手指点按的腧穴部位，身体其他部位要放松。

（六）功理与作用

五脏、五轮与五行相应，生克制化。五脏之精，皆注于目。本式采取了自按自摩的形式，并加以呼吸导引和意念导引，以增强点按穴位的作用。所选取的7个腧穴，均对眼部健康有较好的保健提升作用。

收势

（一）动作说明

动作一：接上式。两掌沿体前正中线缓慢下落，同时，由掌心相对旋转至虎口交叉，两掌相叠，男性左手在内，女性右手在内，贴于神阙穴[①]（图94），舌在口腔内先顺时针转动6圈，后逆时针转动（赤龙搅海）6圈，鼓漱[②]6次，分3次吞津[③]。然后两脚脚趾上跷、抓地，共做3次（图95）。

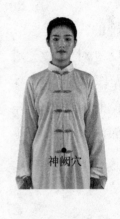

神阙穴

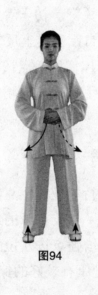

图94

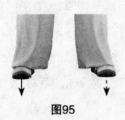

图95

①神阙穴，位于脐正中部，脐中央。
②鼓漱，即闭口鼓腮做漱口动作。
③吞津，即将鼓漱时口内产生的唾液分泌物慢慢咽下。

动作二：两掌分开，两臂自然垂于体侧；同时左脚收回成并步（图96）。

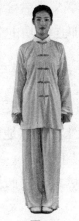

图96

（二）呼吸方法

1. 两掌缓慢下落时呼气。

2. 两掌交叉合于神阙穴，宜行腹式呼吸。

3. 赤龙搅海、鼓漱、吞津时为自然呼吸。

（三）意念活动

1. 两掌交叉合于神阙穴时，意守丹田。

2. 赤龙搅海、鼓漱时，意守丹田；吞津时以意念引入丹田。

（四）技术要点

1. 两掌交叉相叠时，男左手在内，女右手在内，合于神阙穴。

2. 两掌交叉合于神阙穴时，需意守丹田，防止心神散乱，加强收功的效果。

（五）易犯错误与纠正方法

1. 动作僵硬。要身静体松，气息平稳。

2. 脚趾上跷抓地时，身体前俯后仰。脚趾上跷抓地，要保持身体重心平稳。

3. 收势草率。收功亦需要认真操作，方可收到良好效果。

（六）功理与作用

1. 安神定志，补益心气。

2. 闭目可以养肝血。

3. 脚趾上跷抓地，利于气血下行。

第三章

学练指导

第一节　学练方法

　　成人版明目功根据眼睛的生理特点，运用形体动作、呼吸吐纳、心理调节相结合的方法，改善视力、保护眼睛健康。在教学和练习过程中，需要由浅入深，由简单到复杂，以达到正确掌握功法的目的。应重点把握以下四个方面。

一、调身养气打基础

　　调身是练习本套明目功的基本内容。调身意即自觉地调整身体姿势或进行一定的动作，也称调形。正确调理身形动作的过程，可促进人体内的气血运行，有利于精神的安静和气血的培补，能促进全身各部分变得放松和灵活，同时亦可使神意对形的控制、调整变得更为灵敏，可收到开关通窍的效果。形体乃气之所依、意之所寄，是生命的支柱。习练明目功必须保持形正体松，精神内守，心神安宁，平心静气，动中求静，呼吸绵存，涵养真气。形正即姿势的正确和动作的准确，体松是指对身体有控制地进行放松，以及对肌肉松紧的灵活调整，做到刚柔相济，紧中求松，松而不懈。形正则气顺，体松则气活，以利于养气。如明目功的预备势之调身，要求两脚并拢，两腿自然伸直站立；两臂自然垂于体侧，两掌心轻贴于腿外侧；下颌微收，头正颈直，竖脊舒胸，全身放松，周身中正，唇齿合拢，舌尖放平，轻抵上腭，面带微笑，自然呼吸；目视前下方。在学练此功的过程中，要把预备势的调身方法运用到练功的始终，为练好本套明目功打好基础。

　　练习好调身而养气，放松是关键，放松的姿势种类繁多，常见的主要有站式与坐式两大类。成人版明目功所采用的基本姿势为站式，也可以根据习练者的个人情况运用坐式练习。坐式练功主要是平坐式，即平稳地坐在椅凳上，头正身直，两眼微合，下颌微收，沉肩垂肘，松眉，松肩，松腰腹；两脚分开与肩同宽，两手轻轻地放在两腿上，全身放松、自然。在学练的过程中，学员不仅可以通过老师的语言讲解和动作示范来学习，还可以通过观察其他学员的练功状况，进行对比辨别，从而调整自己的身体姿态；此外，还应多与其他学员进行交流探讨，以取长补短，加深对功法的理解和认知。

二、转睛运目增神韵

　　眼睛是心灵的窗户，得益于五脏精气的滋养。

转睛运目是本套明目功的主要技术元素。此功内安五脏以养目，以运目的动作濡养眼睛、表达神韵，引领五脏气机的调理，并相互促进，进而形成整体的练功方法。如"伸展乾坤舒木轮"仰面上视时，目光落在相合的两掌掌根部，意念通过手掌到达头顶上方极远处，然后将意念逐渐收回，把心神注入眼部，使运目与神韵相互作用。"左右引臂运火轮"中，以腰部带动手臂向后转体，目光由近及远，身体转正和两掌收回时，目光由远及近，同时配合呼吸，以促进气血的运行和神韵的表达。"环臂转睛培土轮"充分体现了转睛运目的技术要素，同时与立体抢臂相配合，与起身吸气、身降呼气相协调，表现了独特的内涵和神韵。在"丹田开合调金轮"中，随着两臂的展开而吸气、相合而呼气，在调理肺气的同时，引导双目远望与内敛相互促进。在"推掌抚耳润水轮"中，两目圆睁呈虎视，握固腰间养肾气，运目的同时展神韵，充分体现了眼睛与脏腑、神韵的关系。"点穴鸣鼓和五轮"则以调和五脏、五轮为重点，内导外引，意气相随，形神相合，以达到整体调理的效果。

三、知法明理促深化

在掌握功法技术的基础上，还要明白其功理，既要知其然，还要知其所以然。只有掌握了理论知识，有了理论依据，才能促进深化认知和练习，提高学习的自觉性和练习效果。成人版明目功是以调理五脏为基础，以作用五轮为依据，以柔筋养精为机制，以五行相生的顺序编排的。"伸展乾坤舒木轮"侧重调肝。眼睛的黑珠属肝，称为"风轮"，肝在五行中属木，开窍于目。本式的纵向抻拉动作，仿春季万物生发之意，肝应于春季，有助于肝气的生发和疏利畅达，肝气疏泄正常，则有利于眼睛气血的濡养。"左右引臂运火轮"侧重调理心。眼睛的内外眦属心，称为"血轮"，心在五行中属火，开窍于舌，眼睛为心所主，心经的脉气可到达眼睛的内外眦。在转体推臂时，有利于心包经、心经、肺经经气畅达，经脉畅通，平衡协调脏腑功能，从而起到保护眼睛的健康作用。"环臂转睛培土轮"侧重调理脾。中医认为，眼胞属脾，称为"肉轮"，脾在五行中属土，开窍于口。五轮学说中认为眼胞为脾所主，环臂转睛，加强脾主运化的功能，可以柔筋肉而养精血以明目。"丹田开合调金轮"侧重调理肺。眼睛的白睛属肺，称为"气轮"，肺在五行中属金，开窍于鼻。白睛为肺所主，肺主气司呼吸，朝百脉而主治节，在开合拉气时，重点在调理肺气，加强肺的功能，肺脏功能强健，肺之精气可循经脉上达眼部而润养双目。"推掌抚耳润水轮"侧重调理肾。眼睛的瞳仁属水，称为"水轮"，肾在五行中属水，开窍于耳。动作中睁大眼睛虎视，有助于肝的疏泄功能，所以有疏肝功能，轻抚耳廓推掌及握固转体的动作有强肾功能。"点穴鸣鼓和五轮"侧重调理眼睛之五轮。五脏、五轮与五行相应，生克制化，精气互化，五脏之精，皆注于目。动作中运用自按自摩的形式，在调和五轮的同时调理五脏，达到内导外引、整体调理的效果。在学练明目功时，把功法实践与理论体悟相结合，掌握功法精要和功理内涵，可以更好地取得明目效果。

四、养心明目重修养

练习本套明目功也是陶冶情操，涵养道德，进行自我身心修养的过程。明目功的动作和内涵机理根植于中国传统文化之中，受传统文化影响，它的结构、内容、练习方法，无不体现着中国传统文化的哲理内涵、中医理念，可谓底蕴深厚。要练好成人版明目功，有必要从浩瀚的传统文化中汲取营养，带着一颗敬佩之心、虔诚之心去学习和提高传统文化水平，特别是要秉持客观、科学、礼敬的态度，取其精华、去其糟粕，扬弃继承、转化创新，不复古泥古，要去伪存真，古为今用。通过修心、养心，稳定心态，让浮躁的心态回归平静，才能取得良好的练功效果。如本功法练习中的"三调"——调身、调息、调心，其中最重要的是"调心"，要求练功者心境恬静、了无牵挂、心情愉悦、心胸豁达、专心致志，常存善良慈悲感恩之心等，只有这样，练功者才能进入不丢不纵、松静自然的练功状态；才能在练功中气血畅达，柔筋健骨，增智益慧，强壮身体；才能内在精神充实，心态平稳，呼吸自然，练功既简单又自然，在这种状态下，气血恢复到自然的功能状态，从而提高人的整体生命力。

第二节　习练要领

一、心静体松，中正平和

心静，即心里平静。心静是一种境界，它不是思想上的静止，而是神不外驰，精神内守，以一念代万念，排除一切外来的干扰。心静才能心安，心安才能达到充分发挥机体自然调节平衡的功能。体松，主要是做到关节肌肉尽可能的放松，只有肌肉筋骨全部松开，气血才能自然顺畅，才能"气遍周身不停滞"。松是舒展，不是松懈，也不是软沓和内缩。心静有利于身体的放松，而身体的放松又有助于练功者的入静。所以，心静体松要贯穿明目功习练的始终，只有在精神放松、意识平静的状态下，身体的关节肌肉才能更好地松开，才能做到意随形走、形气相合，起到健身明目的效果。

中正平和，即由中而正，由平而和。"中正"就是中心纯正、端正、不偏倚；"平和"即平正、宁和。"正"是达到"中"的一个最重要的表现，如果不"正"就很难做到"中"，而"平"则是达到"和"的一个手段或方法。中正平和是一种人生修为，在本功法中更是一种"调身"的要领，要求练功者在动与静时都要达到中正平和的状态，也可称之为"随遇中正"。即使动作要求身体侧向一边，也要做到斜中求正，守住重心，"中正"就是达到这一要求的关键。此外，步法的前进后退、身体的左右旋转，都要分清虚实，使身体在动中求平衡，而"平和"就可取得这样的效果。

二、形气相合，眼随手动

"形者，气之舍也；气者，生之充也"。晋代养生家葛洪说："明吐纳之道，则为行气，足以延寿矣；知屈伸之法者，则为导引，可以难老矣。"由此可知形气相合是习练明目功的基本要领。所谓"形气相合"，就是指练功者的动作和呼吸的相互配合，它是在大脑皮质控制下，通过呼吸的出入与肌肉的收缩、舒张来实现的，达到这一点的关键是把握好升吸降呼、开吸合呼等呼吸与动作配合的规律。

眼随手动，顾名思义就是在习练明目功的过程中，眼睛要跟随着手的运动路线、方向一起转动。人眼的视力是由眼睛的调节功能决定的，这种调节也叫折光能力改变，主要是靠晶状体形状的改变进行，这是一个复杂的神经反射生理活动。要增强眼睛的调节能力，就要加强眼球外肌（横纹肌）的锻炼，包括上、下、内、外4条直肌和上、下2条斜肌及1块上睑提肌，前6块都是牵拉眼球向各方向转动的肌肉，而上睑提肌的作用为提上睑和开大睑裂。练功者在明目功习练中按照要求眼随手动，就能使眼外肌（横纹肌）得到充分的气血滋养和锻炼，从而增强眼球的调节功能，使视力得到改善。

三、张弛有度，开合自然

在本套明目功习练中，练功者既不能一味地紧绷而不放松，也不可一味地求松弛而不紧张，必须做到张弛有度。张是绷紧之意，弛是放松之意。张弛有度，就是松紧有度、收放自如。习练者要使全身的肌肉、关节、神经系统、内脏器官放松，达到松而不懈的状态，保持身体的正确姿态，并在意识的引导下适当用力，动作缓慢，稍紧即松。总体而言，紧，主要是在动作的一瞬间，而放松须贯穿动作的始终。松紧配合得适度，有助于平衡阴阳、疏通经络、强筋壮骨、增强体质。

开，即是分开、放开、扩大等，有伸展之意。合，即是关闭、聚集，有收缩之意。本套明目功中的开合，要求开必放远达于尽头，合必守中引气归于身。自然，是指练功中姿势、呼吸和意念等方面，不能有任何勉强和紧迫的感觉，都要合乎规范，做到中正、舒适。只有做到了开合自然，才能达到舒缓大方，使体内气血充盈、畅通，眼睛得到精气的充分濡养。需要指出的是，虽然强调自然，但这里的"自然"绝不可理解为听其自然、任其自然，而是指道法自然，这需要习练者在练功过程中仔细体悟、逐步把握。

四、准确灵活，动势绵活

准确，主要是指练功时的姿势和方法要正确，合乎练功的规格和要求。在初学阶段，肢体动作的掌握最为重要。要认真体会身体各部位的要求和要领，克服关节肌肉的酸疼等练功反应，为身心放松入静创造良好条件。特别是对动作的路线、方位、角度、虚实、松紧分辨清楚，做到姿势工整，方法准确。灵活，是指练功时对动作幅度的大小、姿势的高低、用力的大小、习练的次数、意念的运用、呼吸的调整等，都要根据自身情况灵活掌握。

动势绵活，是指动作演练既要绵连，也要圆活。所谓绵连，主要是指每个动作要均匀地展开，不能忽快忽慢；动作之间不能分割、停顿、间断，要有机地连在一起。万一动作断了，不是连续的，则要做到形断气不断；万一气断了，则要求意不断以补救之。所谓圆活，主要是指每个动作的过程要圆，动作运行要圆，动作中肢体转动的角度要圆。圆则气机活泼，否则气机易僵滞。如果动作是直线的或动作的棱角比较明显，则要求直中求曲，外方内圆，即动作虽然是方的、直的、有棱角的，但里面的气机要圆活。此外，任何动作的运行过程，都不是直线运行，而是有一定旋转的运动，其动势或显于形之外动，或隐于形内之意动。

第三节　练功阶段

根据功法内容和功法特点，依据人体生理学、运动学原理和运动技术形成的规律，可将练功粗略划分为四个阶段。

一、初学功法，记忆动作

初学本套明目功，要重点掌握动作路线和动作的基本要领，以提高动作的规格，并合乎练功要求，为下一步的习练打好基础。这一阶段，主要以记忆与模仿的方式学习。练功者注意力的重点应集中在手的运行路线和方向、手指点按的部位、头部运动的路线及眼睛所视的方向上，从而对动作获得一个整体的概念和印象。处在这个阶段的练功者，应力求先简单、分步练习、分解练习，可以先练下肢动作，再练上肢动作，最后练习完整动作。如"环臂转睛培土轮"这一式动作，可以先练步法，掌握后再练"环臂"，尔后练习"转睛"。这样，就把一个复杂完整的动作分解成多个结构简单的"小动作"，既可减轻初学者的心理压力，又便于记忆掌握动作。这一阶段，练功的重点是掌握功法的整体外在轮廓，对呼吸、意念、练功中的感受等不要强求，这样才有利于最大限度地减少干扰，利于减轻压力、放松身心、增强信心、提高兴趣。这一阶段练功的内容要相对单一，练功形式主要是跟随、模仿；学练者要多看、多比较，可以主动请老师和同学帮助改进功法技术。

初学功法阶段，由于对功法的内在规律并未完全理解，大脑皮质内部的抑制与兴奋过程尚未集中，练功者在这个阶段常常会出现身体局部僵硬、不协调，力度不恰当，路线不准确，完成动作质量不高且吃力等现象。此时不用担心，只要按照要求反复练习，自会慢慢解决上述问题。

二、体悟要领，力求准确

通过反复练功，学练者已能掌握整套功法动作，对功法要领也有了初步的感性认识，但技术动作尚不够细腻、娴熟，易受外界的干扰，技术动作还未能定型。随着练功的深入，由于练功者大脑皮质运动中枢神经兴奋和抑制点逐步集中，能够做到兴奋的运动反射与相对应的抑制的运动反射协调同步，此时练功者之前表现出来的肢体局部僵硬、不协调以及力度的不恰当、运动路线的不准确等都会有较大改善，表现为练功者基本能够较为规范、熟练、流畅地演练整套功法，对功法要领的体悟有了更深入的理解和实践。

这个阶段的练功者，对功法技术要领的掌握不够稳定，一旦遇到环境变化或其他干扰，前一阶段练功中的一些问题依然会反复出现。要解决这些问题，就必须对本功法每一个环节的核心技术进行反复练习，进一步明确每一个动作的路线、方向和手指点按的部位、顺序等，强化功法技术要领，领悟功法技术内涵。练习要以熟练功法为主，所谓功练千遍，理法自明，效果自现。

三、形气意合，巩固提高

到了这个阶段，练功者熟练地掌握了功法的技术动作，有了稳定的练功状态，动作与呼吸的协调配合趋于自调，意念活动有序化程度提高。这一阶段的主要任务是改进和提高习练的要领及技巧；习练中要注意的关键是体会开合、升降、动静、松紧、练养的转换；习练技巧是调身、调息、调心三调的协调配合与统一。掌握功法要领和技巧的程度，是衡量习练技术水平高低的一个重要标志。通过不间断的、持续的练习，练功者已形成了动作的运动条件反射，并使之逐渐得到强化、巩固。这个阶段的练功者，动作精确柔美、呼吸自然；大部分技术动作，不必在意识的控制下即可顺畅地完成；不易受场地、环境等条件变化的干扰，练功时表现出很强的适应性；在练功中会感到轻松自如、舒缓灵活、张弛有度、形意相随、意气相合，也能够敏锐地体察出自身的技术是否准确、规范，并适时做出相应调整。

此阶段的练功者，应着眼于提高功法的演练水平，强化技术细节，处理好动作中的转换环节，分清节点，做到节节贯穿、动意相随、势断意连，以达到稳定技术动作，逐步形成技术动作自动化的目标。在习练速度上，也可以采用快速、常速、慢速三种习练速度交替进行。通过习练节奏的变化，减轻心理压力，消除身体疲劳，提高习练效果。通常情况下，在快速习练时，可以把重点放在形体动作上；在常速习练时，可以把三调的相互配合作为重点；在慢速习练时，则把重点放在整套功法动作的细节上。但无论是哪种速度练功，重中之重是围绕转睛运目进行锻炼，不可偏废功法核心内容。

四、技法自如，融入生活

随着练功的深入，练功者自会达到功法自动化的阶段。此阶段练功时的一举一动皆自然流畅、从容自如，观之令人赏心悦目，具有感召力，给人以美的享受；呼吸自然平和，动作轻柔圆活，意念恬淡虚无，身心处于一种高度和谐的状态，并且这种练功状态意想即来，练功变得极其简单、便捷。习练者到达这个阶段，还要注重表现功法的神韵和内涵。习练过程中，心平气和，轻松自如，把自然的神态和充盈的神韵统一表现在动作中，但应注意做到"不执着"，即不执着于方法、不执着于动作、不执着于意念、不执着于呼吸等。

由于现代人的生活节奏快，工作压力大，很难每天都能选取合适的环境和时间进行练功。由此，随着对功法内涵和规律的了然于心，练功者可以把练功融于生活之中，既可以将功法化整为零随时练习，又可以在日常生活中保持练功状态。如在办公室工作时，可用预备势调整身形，端正身体姿态；连续工作40分钟以上时，可用"推掌抚耳润水轮"这一式以调节眼睛，缓解视觉疲劳；也可以用"环臂转睛培土轮"使眼睛规律旋转，使之得到气血濡养等。运用这种方式，就大大增加了练功机会，延长了练功时间，使眼睛得到更多的濡养。另外，在日常生活中保持练功状态也是非常必要的。人在生活中，总会为"七情"所扰，而"七情"过度就会对五脏六腑有所伤害，使五脏六腑的精气不能上注于目，目失营养，则会视力下降。因此，练功者要将在练功中习得的安详体态、从容自如的神韵、中正平和的气度应用于生活中；在生活中要注重自身修为，遵守社会公德，培养豁达大度的情操，时刻保持着良好的心态，达到练功生活化，生活练功化，让自己的生命始终处于一个健康、平和、幸福的状态之中。

第四节　练功须知

一、晓法知理，目的明确

精、气、神学说在整个健身气功学中占有非常重要的地位，它被看作是人体生命活动的物质基础和功能活动的源泉。传统气功理论认为，精、气、神存在于一切有生命的物质之中，"气"是推动人类生命活动的根本动力，神为主导。这种人体生命整体观，认为人可以通过神意的能动的锻炼，增强神意对体内气化过程及气机运转的控制，从而激发、强化人体的固有功能，使人的身心臻于高度和谐。

本套明目功是根据眼睛的生理特点，结合中医眼科的五轮学说，有针对性地调理脏腑气血，进行自我补泻，提高脏腑生理功能，疏通经络，使精、气、血、津液上输于目，从而使眼部健康水平得到提升。如在"左右引臂运火轮"动作中，引臂时中指指端要沿手臂内侧中线心包经的循行路线，其目的是"运火轮"。"火"是五行之一，其脏应心，欲"运火轮"，必调其心。

本功法的六式主体动作是按照五行相生的顺序编排的。"伸展乾坤舒木轮"侧重调肝，肝在五行属木，肝主筋，开窍于目；"左右引臂运火轮"侧重调心，心在五行属火，主血脉，开窍于舌；"环臂转睛培土轮"侧重调脾，脾在五行属土，主运化，是气血生化之源，开窍于口；"丹田开合调金轮"侧重调肺，肺在五行属金，主气，有宣发肃降之功，开窍于鼻；"推掌抚耳润水轮"侧重调肾，肾在五行属水，肾主骨，是先天之本，有封藏、贮存精气之功，开窍于耳和二阴；"点穴鸣鼓和五轮"侧重调和五脏。眼睛是心灵的窗户，得益于五脏精气的滋养，内安五脏以养目。如此练功，则理清法明，目的明确，日久必能收到良好的效果。

二、顺其自然，贵在坚持

眼睛的疾病多是日积月累而形成的，因而它也不可能在短时间内就能得到彻底解决。五脏精气的培补、相关经络的疏导等都不是短时间内就能完成的，它需要一个相对较长的时间积累，量变才能达到质变。因此，练功者在习练过程中，要把握顺其自然的原则，切不可贪功求速效，不要与别人进行比较，犯急躁冒进的毛病。如果急于求成，追求速效，有时反而会适得其反。练功者一定要避免一曝十寒的毛病，要按照由易到难、循序渐进的规律，勤学苦练，坚持不懈，经过一段时间的习练，练功者的眼睛健康状况就会得到改善，信心就会更加增强，久而久之，自然效果日渐显现。

三、功前功后，皆宜合理

习练本套明目功之前，做好准备工作则事半功倍。具体应注意的方面有：（1）眼疾患者在习练此功法前，最好咨询专业医生，听从他们的意见，以确定是否适宜功法锻炼。（2）练此功前宜洗净手脸，当头面部患有感染性疾病时，应停练此功，待完全康复后再练。（3）练功前15分钟左右，应把学习、生活等各方面的事情安排好，不能带着思想问题和不安定的情绪练功，紧张的脑力和体力活动都应停止，练功时所穿的衣服宜宽松、舒适，以利于身体放松和入静。（4）练功场所光线不能太强，避免刺激双眼。空气流通要好，但应避免强风直接吹到眼部和身体。（5）周围环境以安静为宜，尽量避免嘈杂的练功环境。（6）功法中的肢体动作和点按穴位，均需轻柔、适度，严禁猛烈、过重的操作。

练功结束后，要做好收势动作。收功完毕，不要立即进行剧烈的活动，要做些放松和整理活动，如拍打按摩放松、上肢和下肢交替抖动放松、眼周按摩放松等。如有条件，每晚睡觉前用热水洗脚，以促进血液循环、消除疲劳。另外，练功出汗后，要及时更换衣服，保持良好卫生习惯。

四、功中反应，冷静对待

在练功过程中，体内产生了一些变化，会出现一些身心的现象，称为练功反应。这种练功反应的出现，因人而异，且并非每个练功者都会出现。在本套明目功的习练过程中，眼部或其他部位可能会出现酸、麻、胀、凉、热、痒，有肌肉跳动或蚁行的感觉，即所谓的"八触"，这是练功过程中的正常现象。对此不要惊恐紧张，也不要好奇追求，出不出现都不影响练功效果，一切要顺其自然，坚持认真地练下去。

练功中由于气机发动，周身血流加快，皮肤温觉感受器发生兴奋而产生发热与出汗。少量出汗并有舒适感，是正常现象，但出汗太多会伤耗元气，这时应缩短练功时间。在练功过程中，如因受突如其来的巨大声响刺激而引起精神上的紧张和不安或身体上出现某种不适，可暂停练功，等情绪安定下来之后再恢复练功。

五、工作生活，力求健康

参加练功会消耗一定的能量，每天要摄取一定的优质蛋白质，如瘦肉、鱼、虾、蛋、奶、大豆或豆制品。应控制甜食，多吃水果和蔬菜。要戒烟限酒。还应注意以下几点：（1）养成良好的用眼习惯，特别是在读书写字或在电脑前工作时，每隔一个小时左右就应稍作休息，不宜用眼时间持续过长。（2）良好的照明对保护眼睛也非常重要。光线过强、过弱、闪烁，对眼睛都会产生不好的影响。（3）随着现代科技的发展，网络、手机、移动阅读终端等已经非常普及，应注意一定不要沉溺于网络、游戏等，以免损害眼部健康，乃至发展成为眼疾。（4）要定期检查视力，根据视力的恢复程度，及时更换眼镜。（5）一般情况下，练习本套明目功，每天只要能做一遍即可取得成效，但有遗传性眼病、弱视的练功者，采用此功明目时，每天应至少练习2～3遍。（6）日常生活中，应尽力排除七情（喜、怒、忧、思、悲、恐、惊）的干扰，尽量保持良好的身心状态，有利于眼睛的健康。

第五节　教学须知

一、深研功理，知根知源

要给学员一杯水，教师需有一桶水，这就要求教师对本套明目功不仅要知其然，而且要知其所以然。成人版明目功是在中医理论的基础上，结合人眼的生理和病理特点编制而成的一套提升成年人眼部健康的自我保健、调理的方法。它以祖国医学的五行学说、五脏学说、五轮学说、经络学说等为理论基础，认为人眼的视觉功能要有一定的物质基础，这就是精、气、血、津液——这些来源于五脏六腑的精气。

中医理论认为，世界上的一切事物，都是由木、火、土、金、水五种基本物质之间的运动变化而成的，认为事物间不是孤立、静止的，而是相互联系的，它们在五行的不断相生相克中维持着动态平衡。中医眼科的五轮学说，将人的眼睛分成五部分，分属于五脏，并认为眼睛有病多与脏腑功能失调有关，轮为表，脏为本，轮之有病，其因皆在脏腑。

教功的老师只有对明目的原理理解透彻了，才能高屋建瓴地从总体上教学这套功法。若老师不明白本套明目功中五行的相生相克原理，不明白五脏、五轮、经络之间的相互关系，就无法明白本功法是如何有针对性地调理脏腑气血的，也无法明白它是如何提高脏腑生理功能、疏通经络，使精、气、血、津液上输于目，从而达到视力逐渐恢复的原理，是很难做到准确教功的，也不可能取得很好的教功效果。

二、精研技术，明确节点

要教好本套明目功，教师就必须对功法的每一个动作进行深入细致的研究，不仅要知道对身体各部位的基本要求，对手指点按的部位、点按的方式，手掌摩运的路线以及相关意念等，也都要了然于胸。要明确每式的大小节分点，懂得在小节分点处体现动作技术的衔接、转换的细节，在大节分点处体现动作的规格与造型；明白节分点是在动与静、松与紧、虚与实等阴阳变化之处，是在意、气、形以及劲力衔接的转换点；明白在习练中要做到既分清节点，又要势断形连、形断意连。

此外，教师还必须亲自参加功法的习练，体会功法习练过程中的身心反应，把握功法的习练内涵。只有这样，才能面对学员的提问做到有问必答，答必清晰，回必具体，能真正解开学生之疑惑、提升学生之水平。

三、细研教法，灵活选用

要使学生准确地掌握本套明目功的习练方法，必须要经历化整为零和合零为整两个阶段。所谓化整为零，就是先教动作（包括手指点按部位、手掌摩运路线、眼睛所视的方向等），再教放松和呼吸，最后教意念。所谓合零为整，就是将这些技术动作合成一个整体，从而形成一整套功法进行习练。因此，教功之前要针对教学的目的、对象、任务等制订教学计划、拟定教学进度。在每次教学之前，还应写出课时教案，吃透本节课的重点、难点、易犯的错误和纠正方法；对本课的每一个环节都要做到心中有数，切忌盲目地进行教学。

在具体教学过程中，不同老师的教学方法不尽相同，但大致包括动作讲解、动作示范、动作纠正和组织练习四个内容。

动作讲解：在细研功法的基础上要注意因材施教，对于认知水平不同的学员应区别对待，在照顾大多数学员的基础上尽可能多地做些个别辅导；讲解时语言清楚、明确，通俗易懂，声音洪亮，神态坚定、自信；此外，教师的语言应符合功法的特点和节奏，口令的长短、刚柔要恰当，口令词要简洁、明了，要能引导学员按照功法要求进行正确习练。

动作示范：示范可以由教师亲自进行，同时还可以通过展示图片、观看幻灯片和录像加以补充；动作示范包括正面、侧面、背面和镜面。示范中要及时指出操作要点，一边示范一边带领学生进行学练；教师的示范必须做到准确、规范；要注意示范位置的选择，示范的次数和时机要恰当。

动作纠正：学员在初学功法过程中，动作往往比较僵硬、欠准确，所以纠正动作不仅是必需的，而且很重要。即使在功法纯熟的情况下，也可能会出现错误，更需要教师的及时提醒和纠正，以免形成错误的技术定型。纠正错误动作需要耐心细致、多次重复进行，以免养成不良习惯，影响以后练功的效果。

组织练习：在学员功法学完之后，教师应安排好时间、场地、用具等，组织学员进行习练。选择幽静、宜人的场所，能稳定学员的情绪，有利于提高练功效果；场地的选择还应该考虑到声音、光线、风向等因素。习练时可选练功较好的学员带领，也可由教师自己带领，还可以跟随录像进行练习。在学员习练时，教师要认真观察每个学员的习练情况，并及时给予必要的指导或鼓励。

教功可以集体教，也可单独教，一般以集体教为好。集体教功时，习练者之间可以互相启发、互教互学，这不但可以减轻老师的负担，还可以活跃气氛，增加习练者练功的兴趣，但集体教功人数不宜过多，以免影响教功效果。

四、适时检查，评价效果

本套明目功锻炼期间，教师应经常检查习练者的练功情况和产生的身心反应，可设计适当的表格，把发现的问题和解决的办法记录下来。这种检查不但是督促指导习练者练功的过程，也是教师积累明目功指导经验和提高指导能力的过程。查功可分为一般查功和重点查功，前者是抽样观察练功的某些单元，后者是观察练功的全过程。查功可运用四诊的方法，观察习练者的神态是否安详、轻松，气息是否流畅、自然，肢体是否放松，姿势是否正确，动作是否准确、合乎操作要领等。集体查功时还应总结普遍存在的问题，且可按甲、乙、丙、丁等级别评判成绩。查功的目的在于及时反馈练功信息，逐渐提高教学水平和练功效果。

参考文献

［1］马栩周.养气健目功［M］.北京：中国审计出版社，1996.

［2］沈鹤年.中国医学气功学［M］.合肥：安徽科学技术出版社，1994.

［3］马济人.实用中医气功学［M］.上海：上海科学技术出版社，1994.

［4］国家体育总局健身气功管理中心.健身气功·六字诀［M］.北京：人民体育出版社，2003.

［5］河南中医学院课题组.国家体育总局健身气功管理中心科研项目"健身气功·明目功"的编创及其视保健作用研究［R］.2016.

［6］国家体育总局健身气功管理中心.健身气功社会体育指导员培训教材［M］.北京：人民体育出版社，2007.

［7］马栩周.青少年眼病自疗法［M］.北京：中国妇女出版社，1998.

［8］杨运良.养生神明功［M］.宁夏：甘肃少年儿童出版社，1990.

［9］彭春政. 青少年体质健康教育的理念与方法探究［M］. 北京：中国书籍出版社，2015.

［10］老子. 道德经［M］. 2版. 安徽人民出版社，2005：27.

［11］郭沫若，胡厚宣. 甲骨文合集［M］. 中华书局，1982：456.

［12］卡尔·雅斯贝斯，魏楚雄. 历史的起源与目标［M］. 俞新天，译. 华夏出版社，1989.

［13］孟子·离娄上［M］.

［14］论语·颜渊［M］.

［15］老子［M］.

［16］庄子·庚桑楚［M］.

［17］灵枢经校释［M］. 第2版. 河北医学院，校译. 人民卫生出版社，2009：810.

［18］重广补注黄帝内经素问［M］.（唐）王冰注解.（宋）林亿补注. 孙国中，方向红点校. 学苑出版社，2004，33-85.

［19］灵枢经校释［M］. 第2版. 河北医学院，校译. 人民卫生出版社，2009：278.

［20］张家山汉墓竹简整理小组. 江陵张家山汉简《引书》释文. 文物，1990（10）：82-86.

［21］陶弘景. 养性延命录·导引按摩篇［M］.

［22］云笈七签·诸家气法［M］.

［23］云笈七签·金丹［M］.

［24］诸病源候论［M］.

［25］徐春甫.古今医统大全［M］.

［26］刘天君.中医气功学［M］.第2版.人民卫生出版社，1999：137.

［27］三国志·魏书·华佗传［M］.

［28］审视瑶函［M］.

［29］异授眼科·目论［M］.

［30］仁斋直指方［M］.

［31］胡斌，金宏柱，马巧琳.金宏柱运动养生研究中"柔筋养精"学术思想探析［J］.辽宁中医杂志，2012，39（5）：788-790.

［32］雷建明，潘丽萍，任志华，持续看近对眼血流动力学、视力及屈光度影响的研究［J］.中国超声诊断杂志，2005，6（5）：374-375.

［33］冯月兰，董竟，唐静晓，等.视疲劳患者3502例的病因分析［J］.国际眼科杂志，2016，2：45-46.

［34］唐国芬，张铁民，王东华.顺规散光青少年患者的泪膜稳定性观察［J］.山东医药，2011，51（42）：39-40.

［35］朱晓谦，刘海凤，宋建. 急性细菌性结膜炎治疗前后的眼表改变［J］. 眼科新进展，2011，31（9）：851-853.

［36］证治准绳·七窍门［M］.

［37］印会河. 中医基础理论［M］.第1版. 上海科学技术出版社，1994：29-41.

附录一　人体经络穴位图

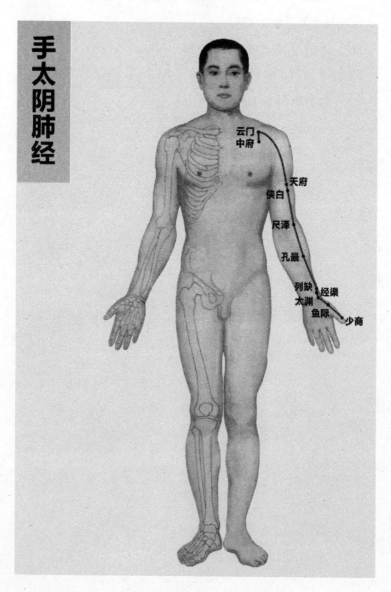

手太阴肺经

云门
中府
天府
侠白
尺泽
孔最
列缺
经渠
太渊
鱼际
少商

手阳明大肠经

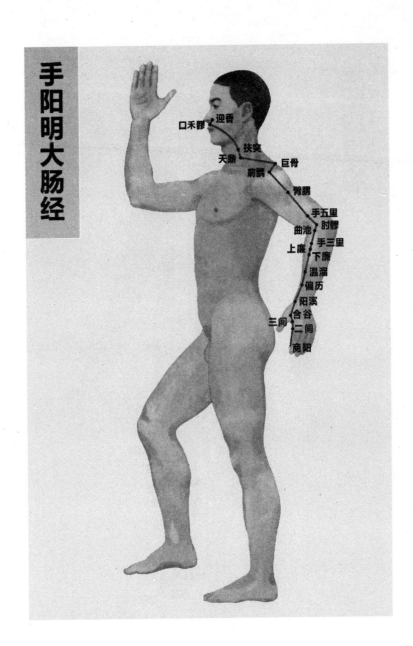

口禾髎　迎香
扶突
天鼎
扁髃
巨骨
臂臑
手五里
肘髎
曲池
手三里
上廉
下廉
温溜
偏历
阳溪
合谷
三间
二间
商阳

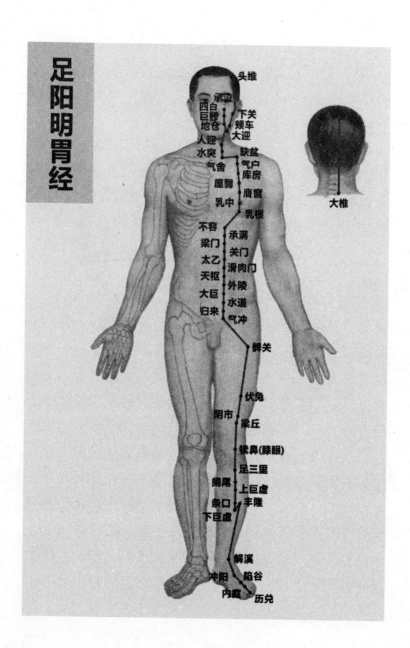

足阳明胃经

头维
承泣
四白
巨髎
地仓
人迎
水突
气舍
屋翳
乳中
不容
梁门
太乙
天枢
大巨
归来

下关
颊车
大迎
缺盆
气户
库房
膺窗
乳根
承满
关门
滑肉门
外陵
水道
气冲
髀关
伏兔
梁丘
犊鼻(膝眼)
足三里
上巨虚
丰隆
下巨虚
解溪
陷谷
内庭
历兑

阴市
阑尾
条口
下巨虚
冲阳

大椎

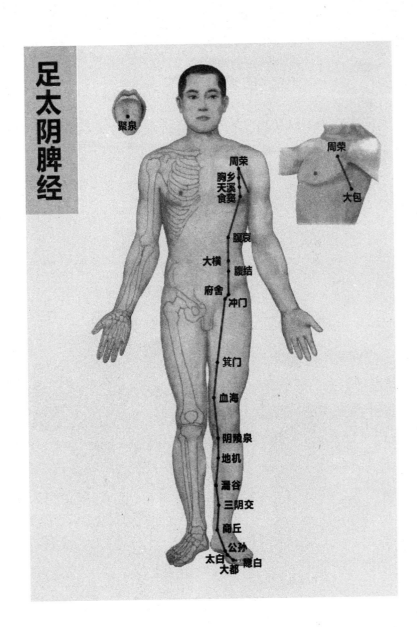

足太阴脾经

聚泉

周荣

大包

周荣
乡
胸溪
天窦
食

腹哀

大横　腹结

府舍

冲门

箕门

血海

阴陵泉
地机
漏谷
三阴交
商丘
公孙
太白　隐白
大都

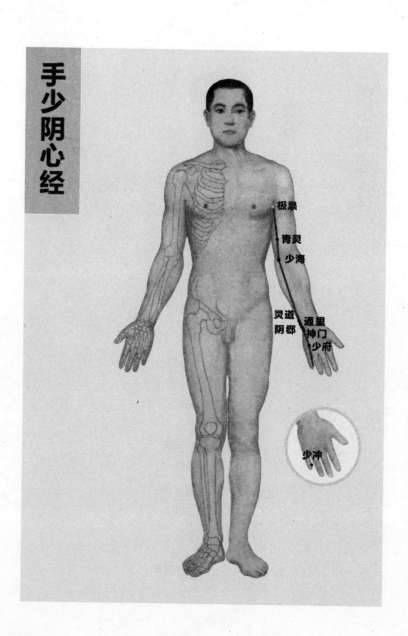

手少阴心经

极泉

青灵

少海

灵道　通里
阴郄　神门
　　　少府

少冲

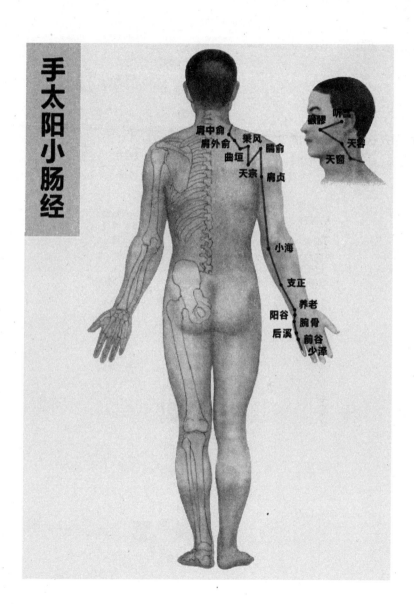

手太阳小肠经

肩中俞
肩外俞
曲垣
天宗
秉风
臑俞
肩贞

颧髎
听宫
天容
天窗

小海

支正

养老
阳谷
胸骨
后溪
前谷
少泽

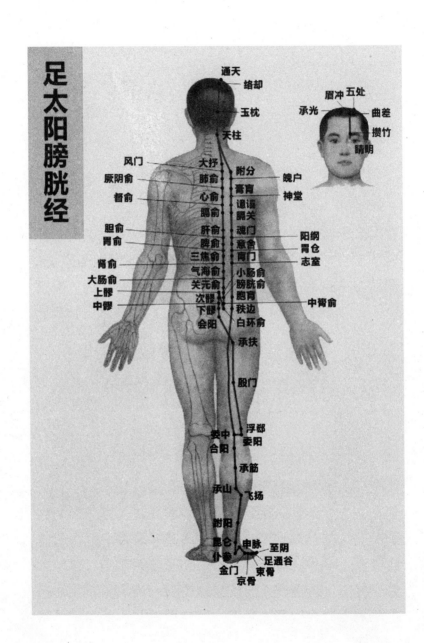

足太阳膀胱经

通天
络却
玉枕
天柱
眉冲　五处
承光　　　曲差
　　　　攒竹
　　　睛明
风门　　大抒　　附分
厥阴俞　肺俞　　膏肓　　魄户
督俞　　心俞　　谚谵　　神堂
　　　　膈俞　　膈关
胆俞　　肝俞　　魂门　　阳纲
胃俞　　脾俞　　意舍　　胃仓
　　　　三焦俞　肓门　　志室
肾俞　　气海俞　小肠俞
大肠俞　关元俞　膀胱俞
上髎　　次髎　　胞肓　　中膂俞
中髎　　下髎　　秩边
　　　　会阳　　白环俞
　　　　　　　　承扶

殷门

委中　　浮郄
合阳　　委阳
　　　　承筋
承山　　飞扬

跗阳
昆仑　申脉　至阴
仆参　　　　足通谷
　　　金门　束骨
　　　京骨

122

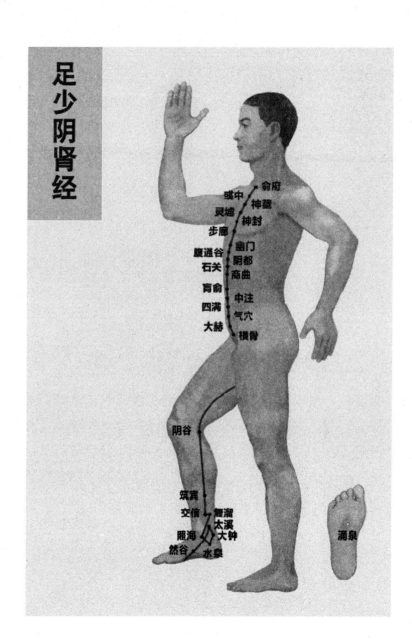

足少阴肾经

俞府
彧中　神藏
灵墟　神封
步廊
幽门
腹通谷　阴都
石关　商曲
肓俞　中注
四满　气穴
大赫　横骨

阴谷

筑宾
交信　复溜
太溪
照海　大钟
然谷　水泉

涌泉

123

手厥阴心包经

天池　天泉

曲泽

郄门　间使
内关　大陵
劳宫

中冲

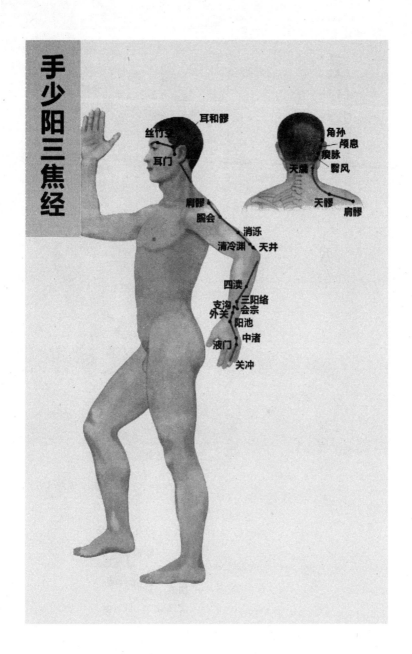

手少阳三焦经

耳和髎
丝竹空
耳门
肩髎
臑会
清泠渊
清冷渊
天井
四渎
支沟
三阳络
外关
会宗
阳池
液门
中渚
关冲

角孙
颅息
瘈脉
天牖
翳风
天髎
肩髎

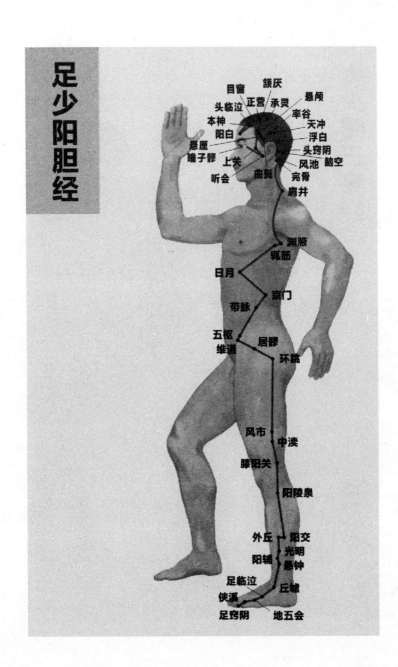

足少阳胆经

颔厌
目窗
正营 承灵 悬颅
头临泣 率谷
本神 天冲
阳白 浮白
悬厘 头窍阴
瞳子髎 上关 风池 脑空
听会 曲鬓 完骨
肩井

渊腋
辄筋
日月 京门
带脉
五枢 居髎
维道 环跳

风市
中渎
膝阳关
阳陵泉

外丘 阳交
阳辅 光明
悬钟
足临泣 丘墟
侠溪
足窍阴 地五会

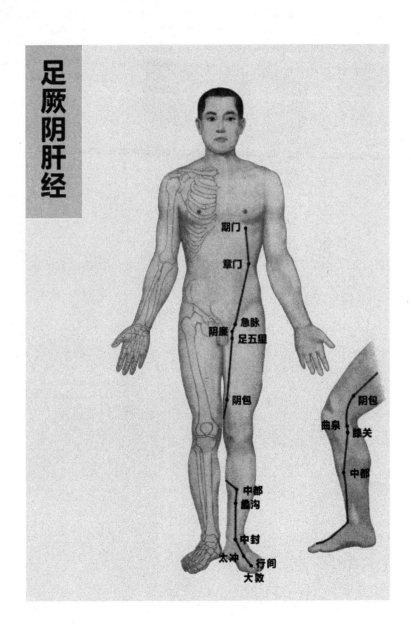

足厥阴肝经

期门
章门
急脉
阴廉
足五里
阴包
中都
蠡沟
中封
太冲
行间
大敦

阴包
曲泉
膝关
中都

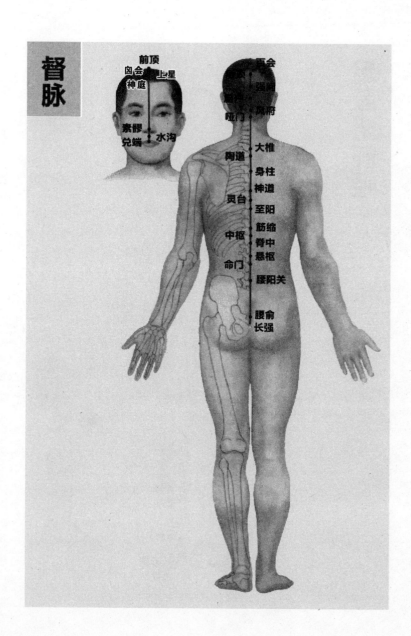

督脉

前顶
囟会　上星
神庭

素髎
兑端　水沟

百会

强间
脑户
风府
哑门

大椎
陶道
身柱
神道
灵台
至阳
筋缩
中枢
脊中
命门
悬枢
腰阳关

腰俞
长强

任脉

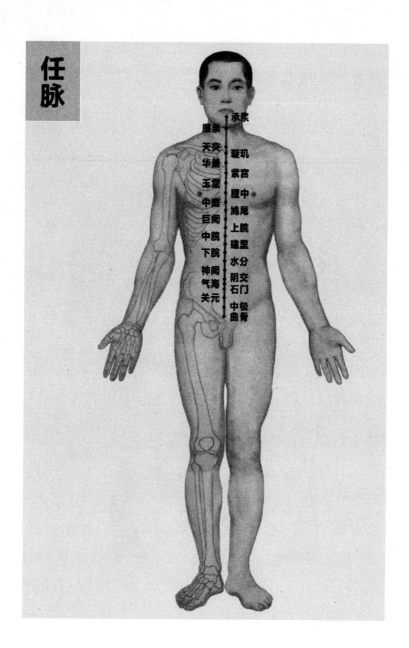

承浆
廉泉
天突　璇玑
华盖　紫宫
玉堂　膻中
中庭　鸠尾
巨阙　上脘
中脘　建里
下脘　水分
神阙　阴交
气海　石门
关元　中极
　　　曲骨

附录二　人体脏腑图

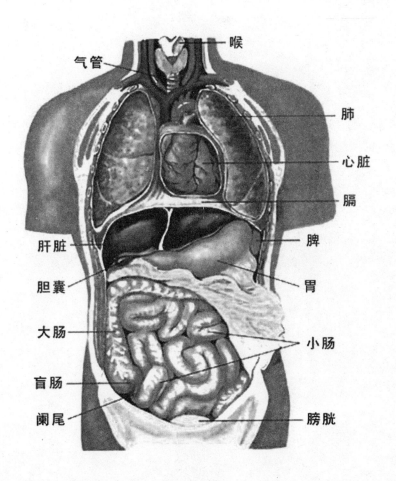

喉

气管

肺

心脏

膈

脾

肝脏

胆囊

胃

大肠

小肠

盲肠

阑尾

膀胱

附录三 人体浅层肌肉图

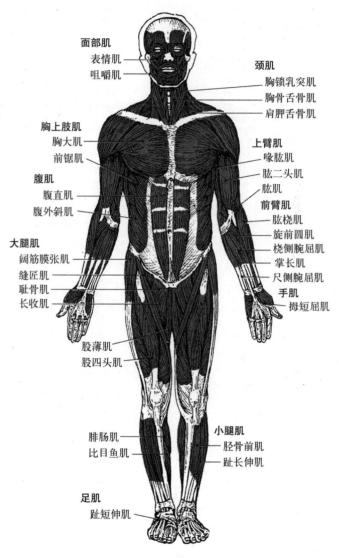

面部肌
　表情肌
　咀嚼肌

颈肌
　胸锁乳突肌
　胸骨舌骨肌
　肩胛舌骨肌

胸上肢肌
　胸大肌
　前锯肌

上臂肌
　喙肱肌
　肱二头肌
　肱肌

腹肌
　腹直肌
　腹外斜肌

前臂肌
　肱桡肌
　旋前圆肌
　桡侧腕屈肌
　掌长肌
　尺侧腕屈肌

大腿肌
　阔筋膜张肌
　缝匠肌
　耻骨肌
　长收肌

手肌
　拇短屈肌

股薄肌
股四头肌

腓肠肌
比目鱼肌

小腿肌
　胫骨前肌
　趾长伸肌

足肌
　趾短伸肌

全身浅层肌肉（前面）

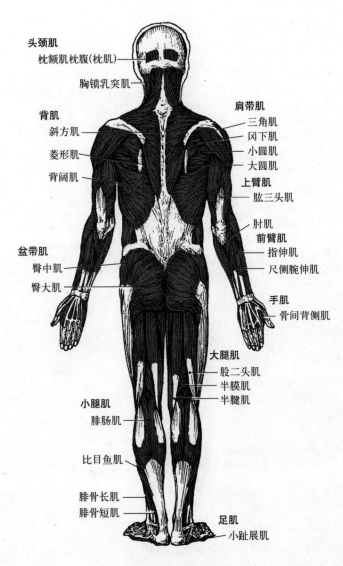

头颈肌
枕额肌枕腹(枕肌)
胸锁乳突肌

背肌
斜方肌
菱形肌
背阔肌

盆带肌
臀中肌
臀大肌

小腿肌
腓肠肌
比目鱼肌
腓骨长肌
腓骨短肌

肩带肌
三角肌
冈下肌
小圆肌
大圆肌

上臂肌
肱三头肌
肘肌

前臂肌
指伸肌
尺侧腕伸肌

手肌
骨间背侧肌

大腿肌
股二头肌
半膜肌
半腱肌

足肌
小趾展肌

全身浅层肌肉（背面）

附录四　人体骨骼图

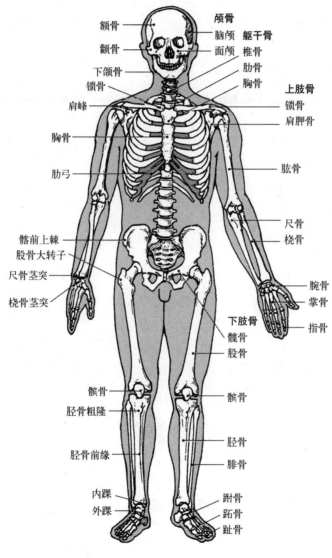

额骨

颧骨

下颌骨

锁骨

肩峰

胸骨

肋弓

髂前上棘

股骨大转子

尺骨茎突

桡骨茎突

髌骨

胫骨粗隆

胫骨前缘

内踝

外踝

颅骨
脑颅
面颅

躯干骨
椎骨
肋骨
胸骨

上肢骨
锁骨
肩胛骨

肱骨

尺骨
桡骨

腕骨
掌骨
指骨

下肢骨
髋骨
股骨

髌骨

胫骨
腓骨

跗骨
跖骨
趾骨

全身骨骼（前面）

133

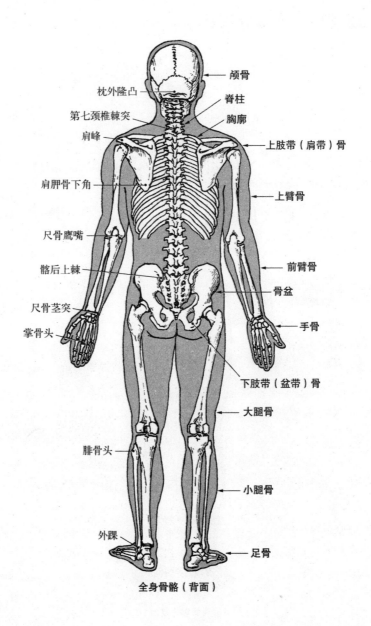

颅骨

枕外隆凸

脊柱

第七颈椎棘突

胸廓

肩峰

上肢带（肩带）骨

肩胛骨下角

上臂骨

尺骨鹰嘴

髂后上棘

前臂骨

骨盆

尺骨茎突

掌骨头

手骨

下肢带（盆带）骨

大腿骨

腓骨头

小腿骨

外踝

足骨

全身骨骼（背面）

附录五 眼部穴位图及眼球解剖图

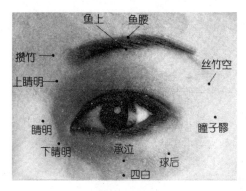

眼部穴位图

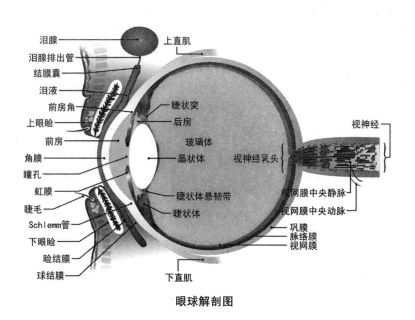

眼球解剖图

图书在版编目（CIP）数据

健身气功·明目功：成人版／国家体育总局健身气
功管理中心编. -北京：人民体育出版社，2019
（健身气功新功法丛书；三）
ISBN 978-7-5009-5424-8

Ⅰ．①健…　Ⅱ．①国…　Ⅲ．①气功-健身运动
Ⅳ．①R214

中国版本图书馆 CIP 数据核字（2018）第 195079 号

*

人民体育出版社出版发行
三河兴达印务有限公司印刷
新　华　书　店　经　销

*

850×1168　32 开本　4.75 印张　82 千字
2019 年 3 月第 1 版　2019 年 3 月第 1 次印刷
印数：1—6,000 册

*

ISBN 978-7-5009-5424-8
定价：20.00 元

社址：北京市东城区体育馆路 8 号（天坛公园东门）
电话：67151482（发行部）　　邮编：100061
传真：67151483　　　　　　　邮购：67118491
网址：www.sportspublish.cn
（购买本社图书，如遇有缺损页可与邮购部联系）